ORGAN DONATION HAND BOOK

臓器提供ハンドブック

終末期から臓器の提供まで

・監 修・

厚生労働科学研究費補助金 難治性疾患等政策研究事業
（免疫アレルギー疾患等政策研究事業（移植医療基盤整備研究分野））
「脳死下・心停止下における臓器・組織提供ドナー家族における
満足度の向上及び効率的な提供体制構築に資する研究」研究班

へるす出版

監修にあたって

　欧米先進国に比較して，わが国では脳死下臓器提供者が少ないことが指摘されていますが，そこには人的・時間的負担を背景として脳死患者家族への臓器提供に関する情報提供（いわゆる選択肢提示）が積極的に行われていない実態が存在しています。そのような課題を解決し，臓器提供に関する患者・家族などの生前意思を実現するために，平成29年度から厚生労働科学研究費補助金　難治性疾患等政策研究事業（免疫アレルギー疾患等政策研究事業（移植医療基盤整備研究分野））として，「脳死下・心停止下における臓器・組織提供ドナー家族における満足度の向上及び効率的な提供体制構築に資する研究」が組織されました。

　複数存在する同研究班のなかで，渥美生弘先生（聖隷浜松病院）が担当した「選択肢提示における家族対応のあり方に関する研究班」では，入院時すでに意識障害が重篤で救命困難と判断される際の家族対応，そのなかで脳死下臓器提供となった場合の臓器提供終了までに関する解説書を作成しました。本書『臓器提供ハンドブック』は，この解説書をもとにして作成されたものです。

　厚生労働省から公表されたデータによれば，2017年までに脳死下臓器提供が可能な5類型施設896施設のうち，脳死下臓器提供体制が整っている施設は半数以下の435施設で，1例でも脳死下臓器提供を経験した施設は194施設でした。このうち，過去に1例のみの脳死下臓器提供の経験があったのは90施設で，脳死下臓器提供が可能な5類型施設でもその経験の実態はさまざまであることが明らかになっています。このような現状を考慮して，脳死下臓器提供の経験値に応じたマニュアルとして構成されているのが本書の大きな特徴であり，具体的には，脳死下臓器提供における一連の手順が，各項目＝シーンに分けて解説されています。

　なお，本書編集に際しては関連学会，すなわち日本救急医学会，日本脳神経外科学会，日本麻酔科学会，日本集中治療医学会，日本臨床救急医学会，日本移植学会，日本神経救急学会，日本脳死・脳蘇生学会の協力をいただきました。改めて，ここに感謝の意を表したいと思います。

　最後になりますが，本書が脳死下臓器提供の可能な5類型施設，とくに臓器提供の経験がない，または少ない施設にとって役立つことを，心から願っております。

令和元年9月

厚生労働科学研究費補助金　難治性疾患等政策研究事業
（免疫アレルギー疾患等政策研究事業（移植医療基盤整備研究分野））
「脳死下・心停止下における臓器・組織提供ドナー家族における
満足度の向上及び効率的な提供体制構築に資する研究」

主任研究者　　横田　裕行

（日本医科大学大学院医学研究科救急医学分野/同付属病院高度救命救急センター）

編集にあたって

　日々救急外来で診療を行っていると，全力を尽くして治療を行っても救命することができない患者に，少なからず遭遇します。もしもその患者が臓器提供を望んでいたならば，その意思をつなぐことができるのは救急の現場でかかわる医療スタッフだけです。その意思をつなぐために何をすべきなのか，われわれ厚生労働科学研究班では実際の臓器提供のプロセスに沿って，検討を重ねてきました。その成果が本書，『臓器提供ハンドブック』です。

　「臓器移植に関する法律」の施行から約20年，法律を施行するうえでの施行規則，施行するにあたっての指針が整備され，これらをもとに「法的脳死判定マニュアル」や「臓器提供施設マニュアル」「臓器提供施設の手順書」などが作成・活用されてきました。しかし，臓器提供数は思うように増加せず，実際に臓器提供を行ったことがある施設の数は限られているのが現状です。複数回臓器提供を経験した医療者となればさらにごく一部になりますが，実際に経験してみると，臓器提供のプロセスには上記マニュアル類に目を通しただけでは気づかない，経験して初めて気づくポイントが数多く存在することがわかります。本書では，そのような"臓器提供を経験したからこそわかるポイント"を，初めて臓器提供に臨む医療者にも理解しやすいよう，簡潔にまとめました。

　なかでもわれわれがもっとも強調したいのは，患者が救急来院した際には早期から患者・家族に寄り添い，支援することが重要であるという点です。混乱のなかにある患者とその家族を支え，医療スタッフと患者・家族が目標を共有し，ともに治療に取り組む体制ができれば，診療は円滑に進みます。そうなれば，残念ながら救命に至らなかった場合にも，患者をどのように看取っていくか，納得したうえで話し合いができるようになるはずです。そして，その看取り方の選択肢の一つとして，「臓器提供」という道が存在します。

　しかし，既存のマニュアル類には，臓器提供を行う方針が明確になった後のことしか記載がなされていませんでした。本書編集においては前述したとおり，患者の意思はどのようなものであったのか，家族と医療者がともに考えることが必要であると考えて，本書の冒頭に掲載している「全体フローチャート」の起点は，臓器提供の方針が明確になった時点ではなく，患者が搬送されてきた時点としました。そして，臓器提供のプロセスに沿って，シーン別に解説をした本文でも，「シーン0」を「院内体制の構築」に，「シーン1」を「急性期重症患者とその家族の支援」とすることで，患者・家族支援の重要性をはじめに強調しています。

　重症患者の治療を全力で行い，救命することは，救急現場で働く医療者の使命です。そして，患者を救命できたときの喜びは，誰もが知るところであると考えます。一方で，残念ながら救

命できなかった場合に，その患者・家族の想いに応えていくことも，同じく医療者の使命であるはずです。そして，その想いに応えることができたとき，誰かの生に貢献できた喜びを，患者と共有することができるでしょう。

　最後になりますが，本書の原案は，臓器提供に関するマニュアルを整備するという厚生労働科学研究での方針のもと，日本救急医学会脳死・臓器組織移植に関する委員会の協力をいただいたうえで，話し合いを経て作成されました。さらにその原案をもとに，関連学会の先生方のご意見・ご協力，さらには関連学会員の方々からも広くパブリックコメントを募集したうえで，本書『臓器提供ハンドブック』は完成に至っています。本書編集に際してご協力いただいた先生方，そして関連学会員の皆様に，改めて感謝申し上げます。

令和元年 9 月

厚生労働科学研究費補助金 難治性疾患等政策研究事業
（免疫アレルギー疾患等政策研究事業（移植医療基盤整備研究分野））
「脳死下・心停止下における臓器・組織提供ドナー家族における
満足度の向上及び効率的な提供体制構築に資する研究」

分担研究者　　渥美　生弘

（日本救急医学会脳死・臓器組織移植に関する委員会 前委員長/聖隷浜松病院救命救急センター）

監修者・執筆者等一覧

■監　修

厚生労働科学研究費補助金　難治性疾患等政策研究事業（免疫アレルギー疾患等政策研究事業（移植医療基盤整備研究分野））「脳死下・心停止下における臓器・組織提供ドナー家族における満足度の向上及び効率的な提供体制構築に資する研究」研究班

主任研究者　　横田　裕行
（日本医科大学大学院医学研究科　救急医学分野/同付属病院　高度救命救急センター）

■編集協力学会

一般社団法人　日本救急医学会　　　　　一般社団法人　日本臨床救急医学会
一般社団法人　日本脳神経外科学会　　　一般社団法人　日本移植学会
公益社団法人　日本麻酔科学会　　　　　一般社団法人　日本神経救急学会
一般社団法人　日本集中治療医学会　　　日本脳死・脳蘇生学会

■執筆担当者（五十音順）

安心院康彦（帝京大学医学部　救急医学講座）

渥美　生弘（聖隷浜松病院　救命救急センター）

荒木　　尚（埼玉医科大学総合医療センター　高度救命救急センター）

有賀　　徹（独立行政法人　労働者健康安全機構）

稲田　眞治（名古屋第二赤十字病院　救急科）

小野　　元（聖マリアンナ医科大学東横病院　脳神経外科）

沢本　圭悟（札幌医科大学医学部　救急医学講座）

内藤　宏道（岡山大学大学院医歯薬学総合研究科　救命救急・災害医学講座）

永山　正雄（国際医療福祉大学大学院医学研究科　脳神経内科学）

本多　　満（東邦大学医療センター大森病院　救命救急センター）

師岡　誉也（大阪市立総合医療センター　救命救急センター/脳神経外科）

吉川美喜子（神戸大学大学院医学研究科　腎臓内科学講座）

シーン別解説　目次

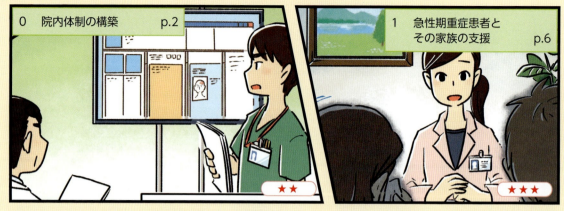

0　院内体制の構築　p.2

1　急性期重症患者とその家族の支援　p.6

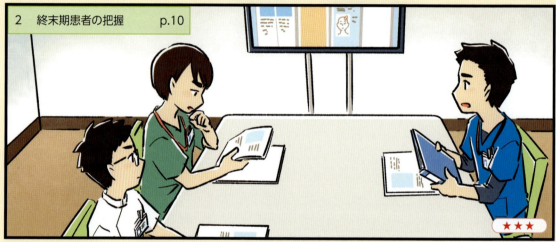

2　終末期患者の把握　p.10

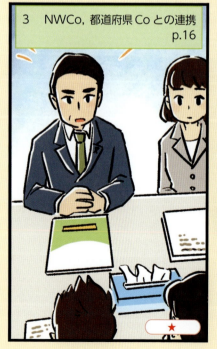

3　NWCo, 都道府県Coとの連携　p.16

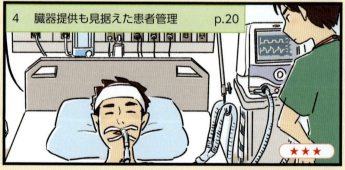

4　臓器提供も見据えた患者管理　p.20

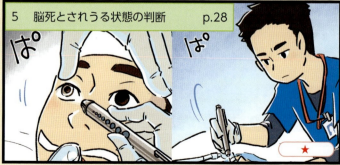

5　脳死とされうる状態の判断　p.28

CONTENTS

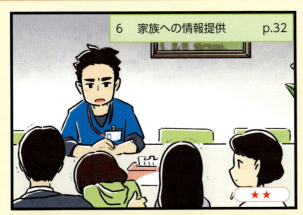

6　家族への情報提供　p.32　★★

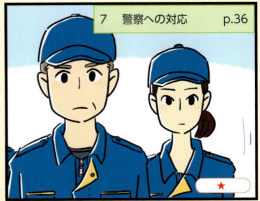

7　警察への対応　p.36　★

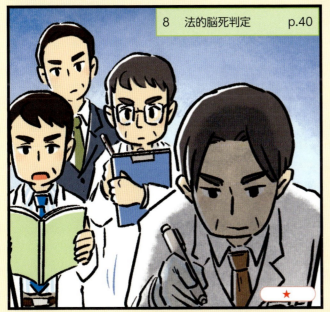

8　法的脳死判定　p.40　★

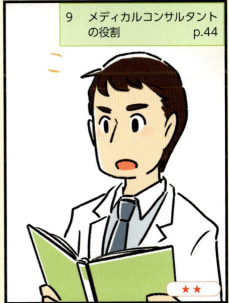

9　メディカルコンサルタントの役割　p.44　★★

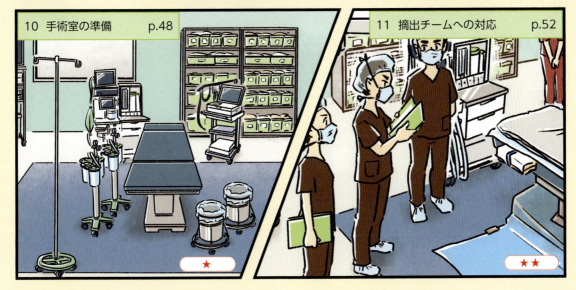

10　手術室の準備　p.48　★

11　摘出チームへの対応　p.52　★★

CONTENTS

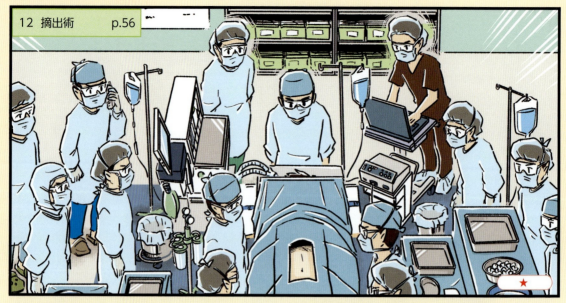

12 摘出術　　p.56

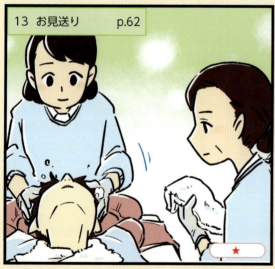

13 お見送り　　p.62

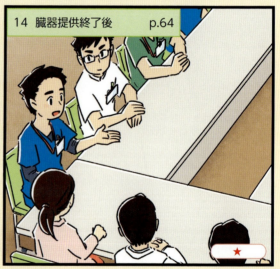

14 臓器提供終了後　　p.64

Appendix

1　小児患者の場合の注意点 ……………………… p.70
2　心停止後臓器提供への対応 …………………… p.74

★　★★　★★★

目次と各シーン冒頭に示している★マークは，本書を手にとった方の臓器提供の経験値に応じて，それぞれのニーズに合うであろうシーンの目安を表しています。臓器提供の経験がまったくない方は★のシーンから，経験はあるものの少ない方は★★のシーンから，そして複数回の経験がある方は★★★のシーンから読んでいただくなど，活用してください。

漫画パート 主な登場人物・職種紹介

患者家族

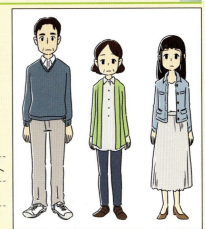

突然，家族の終末期という困難な状況に直面。患者・家族ケアチームによる丁寧なケア，サポートが求められる。

主治医（救急医）

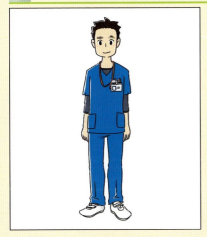

主治医として患者を担当する救急医。最善の救命治療と，患者・家族のケアに努めつつ，終末期には回復困難な病状の説明などの役割を担う。

看護師

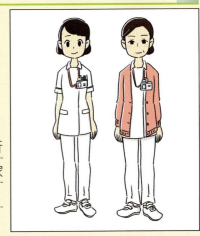

医療ケアチームの病棟看護師として診療の補助を行うとともに，患者・家族ケアチームとして患者・家族に寄り添い，意思決定などをサポートする。

■ 集中治療医

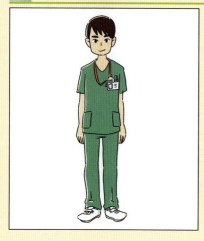

主に患者管理を担当し，救命のための最善の治療・管理を行う。臓器提供の希望があった場合には，提供を見据えた患者管理も求められる。

臨床検査技師（脳波検査担当）

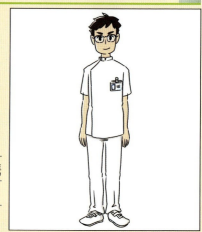

主に脳波検査の担当として，「脳死とされうる状態」の判断，および臓器提供希望後の法的脳死判定に携わる。

■ メディカルソーシャルワーカー（MSW）

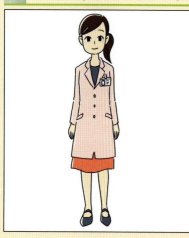

主に患者・家族ケアチームとして，患者・家族の支援を行う。MSWなどとの協働は，医療スタッフの負担軽減にもつながる。

CHARACTER PROFILE

院内コーディネーター（院内Co）

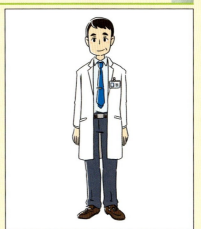

提供施設に所属し，日頃から臓器提供に係るマニュアル作成，教育，研修，啓発などを行う。

ネットワークコーディネーター（NWCo）

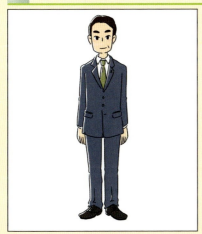

日本臓器移植ネットワーク（JOT）に所属する臓器移植コーディネーター。臓器提供希望時に来院し，家族への説明と正式な同意取得，臓器摘出に係る調整などを行う。なお，臓器提供に関して不安がある場合などには，いつでも相談することができる。

都道府県コーディネーター（都道府県Co）

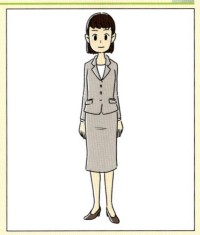

JOTの委嘱を受けて，各都道府県が設置している臓器移植コーディネーター。院内CoやNWCoと連絡・連携をとりながら，臓器提供に係る相談・説明・調整などを行う。NWCoと同じくいつでも連絡・相談は可能であり，日頃から連携をとっておくことが望ましい。なお，正式名称は「都道府県臓器移植連絡調整者」である。

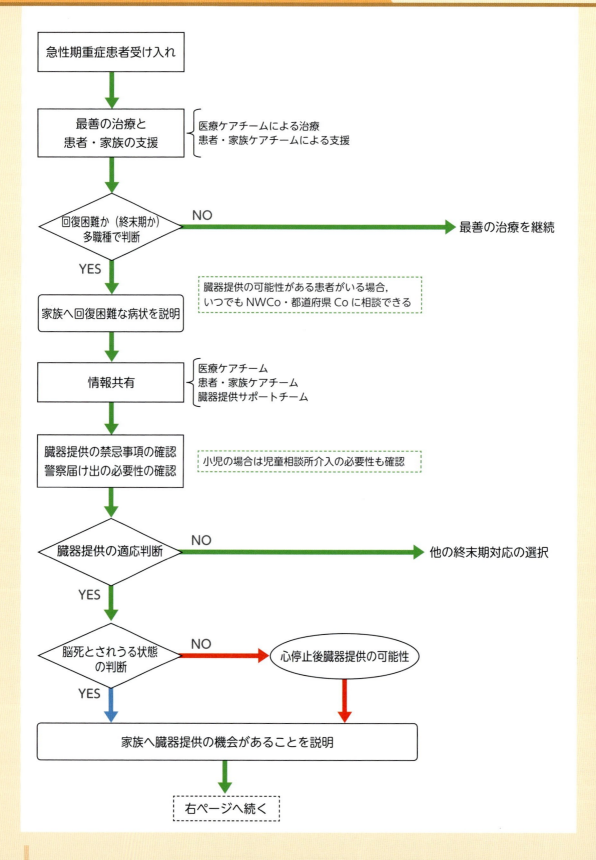

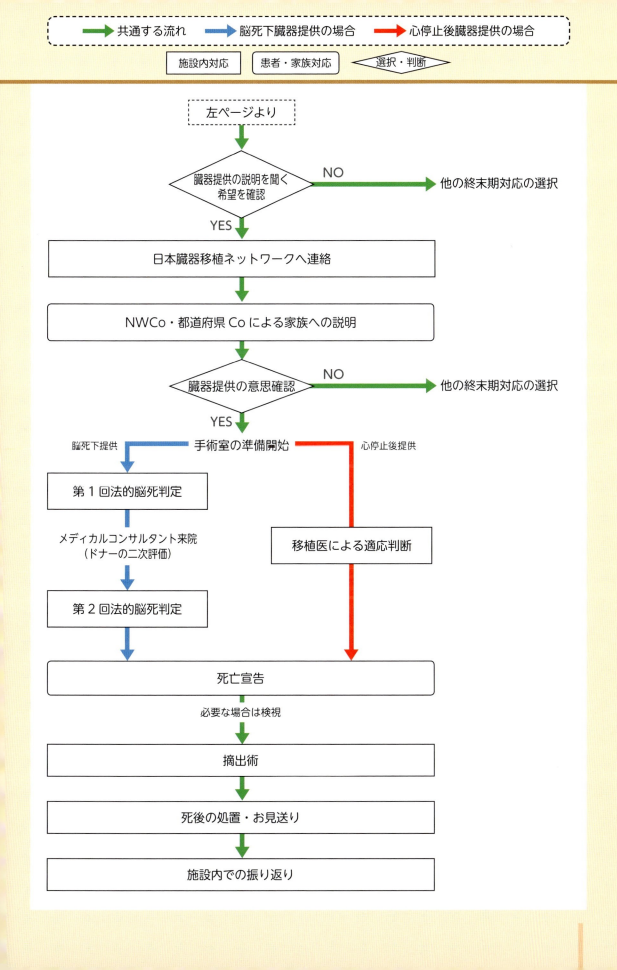

シーン別解説

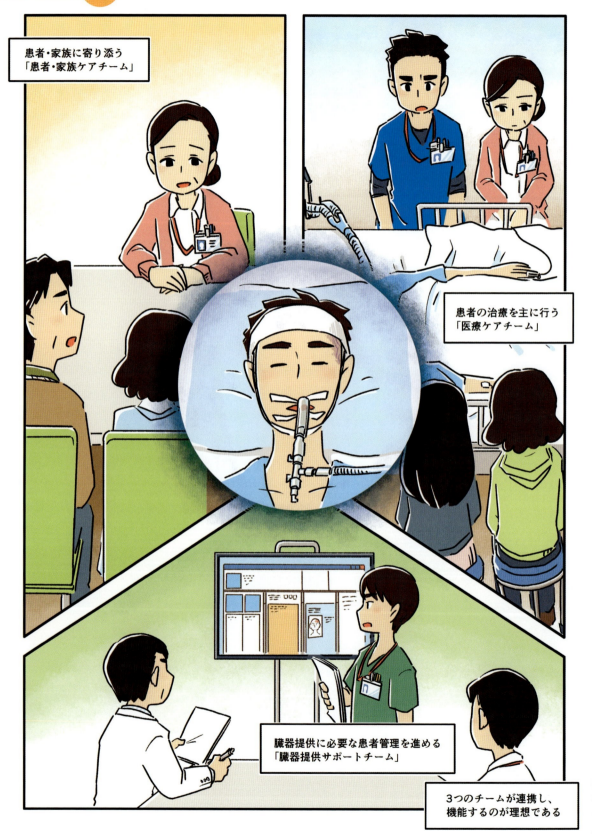

0 院内体制の構築

★★

このシーンに参加するスタッフは…

主治医，救急医，集中治療医，看護師，MSW，臨床心理士，患者・家族ケアチーム，臓器提供サポートチーム，院内コーディネーターなど

MUST！

1. 主治医の負担が大きくならないように配慮する。
2. 患者・家族ケアチームを設置する。
3. 臓器提供サポートチームを設置する。
4. 患者情報を共有する。

　患者の診療から臓器提供に移行する時期は，患者本人のための治療と，臓器保護のための管理が混在する。それらを同じ医療チームで担当すると少なからず混乱をきたすため，可能であればチームを分けて治療を行うべきである。患者の治療を主に行う「医療ケアチーム」，患者・家族に寄り添う「患者・家族ケアチーム」，臓器提供に必要な患者管理や検査・手続きを進める「臓器提供サポートチーム」という3つのチームが連携して機能すると理想的である。

　院内体制のあり方は施設によってさまざまであろうが，ここでは基本的な考え方や代表的な体制について述べる（**表1**）。

1　主治医の負担が大きくならないように配慮する

☑ 治療が功を奏せず脳死となった患者の家族に臓器提供に関する情報提供をするのは，主治医にとっても精神的な負担となる。

☑ 患者の治療に引き続き，臓器保護を目的とした患者管理を主治医が行うことは，精神的な負担であるとともに身体的な負担にもなるため，臓器保護を目的とした患者管理は，可能であれば臓器提供サポートチームに任せるべきである。

☑ 主治医が患者の治療に専念できる体制の整備が必要である。

表1 臓器提供にかかわる院内スタッフ・部署の役割

	主治医	集中治療医	病棟看護師	院内コーディネーター	MSW 臨床心理士	法的 脳死判定医
患者・家族対応	●		●	●	●	
治療	●		●			
方針決定	●					
患者管理		●	●			
脳死判定			●			●
摘出術				●		
患者・家族ケアチーム	★		★	★	★	
臓器提供サポートチーム		★	★	★	★	★

	検査科	手術部 麻酔科 病理医	手術部 看護師	病院幹部	倫理委員会	事務 スタッフ
患者・家族対応						
治療						
方針決定				●	●	●
患者管理						
脳死判定	●					●
摘出術	●	●	●			●
患者・家族ケアチーム						
臓器提供サポートチーム	★	★	★			★

2 患者・家族ケアチームを設置する

☑ 急性期重症患者を対象とした患者・家族ケアチームの配置が必要である。

☑ 早期から患者・家族のケアを開始することで，病状の理解を助け，患者の思いに沿った治療を行うことが可能となる。

☑ 治療とは別の立場でケアを行うことにより，患者・家族の気持ちに寄り添いやすくなる。

☑ 患者・家族ケアのなかから，臓器提供の希望が見出される可能性がある。

☑ 患者・家族ケアで得られた情報は，医療ケアチームと共有する。

☑ このような役割を担うため，患者・家族ケアチームのメンバーは，医師・看護師に加えて，院内コーディネーター，メディカルソーシャルワーカー（MSW），臨床心理士などとする。

3   臓器提供サポートチームを設置する

- ☑ 事務スタッフ，集中治療医，院内コーディネーターなどをメンバーとする。
- ☑ 臓器提供の可能性がある場合には，患者管理や院内対応に臓器提供サポートチームが関与する。
- ☑ 患者管理担当医（集中治療医など）が臓器保護を目的とした全身管理を，主治医と連携をとって行う。
- ☑ 委員会の開催，法的脳死判定の依頼，摘出術の調整などの院内対応を行う。
- ☑ 法的脳死判定の脳波検査，血液ガス分析検査，臓器評価を目的とした各種検査などのオーダーを入力する。
- ☑ 家族への病状説明は主治医が行う。

4   患者情報を共有する

- ☑ 患者情報は通常の医療ケアチームとともに，患者・家族ケアチーム，臓器提供サポートチームで共有する。
- ☑ 臓器提供者が院内職員の家族・知人であることも少なくないため，個人情報管理に配慮が必要である。

●TIPS!

- ☑ 院内コーディネーターは，日頃のマニュアル作成，シミュレーションの企画開催，院内の啓発に加え，急性期重症患者搬送時は患者・家族ケアチームや臓器提供サポートチームの一員として活動する。
- ☑ MSW は家族のサポートにおいて，事務スタッフは院内外の連携や各種書類の処理などにおいて，活躍が期待される。

気をつけよう！

❶ 院内体制の構築

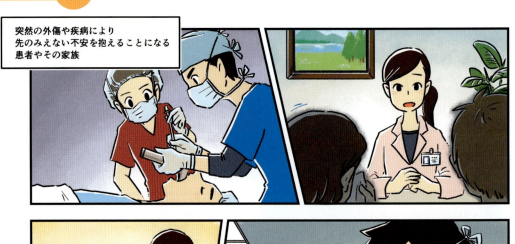
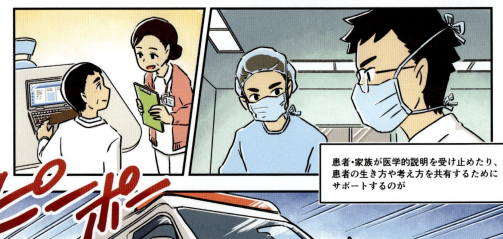
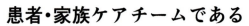
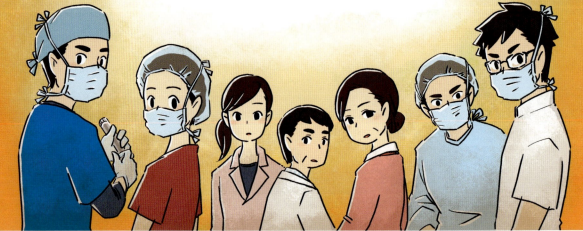

1 急性期重症患者とその家族の支援

★★★

このシーンに参加するスタッフは…

主治医，看護師，MSW，臨床心理士，院内コーディネーター，患者・家族ケアチームなど

MUST！

1. 患者・家族ケアチームを配置する。
2. 搬送後早期から患者・家族支援が必要である。
3. 患者の治療と並行して患者・家族のケアも行う。
4. MSW，臨床心理士などの介入も有効である。
5. 患者が救急・集中治療における終末期であると判断した場合，患者・家族の意思に沿った選択をする。

　救急患者は突然の外傷・疾病により治療が必要な状態となる。これは家族にとってもつらい出来事であり，患者が重症であればあるほど先のみえない不安を抱えることになる。
　清水らが提案する意思決定のプロセスを示したモデルを図1[1]に示す。ここでは，医療ケアチームが医学的な説明をし，患者・家族が患者の人生の物語（生活と人生にかかわる価値観，人生観，死生観など）を説明したうえで，はじめて意思決定の合意があるとされている。しかし患者・家族にとっては，医療ケアチームからの医学的説明を受け止めることも，患者の生き方や考え方を説明することも容易ではなく，これらにはサポートスタッフの支援が必要である。サポートを行うためには医療ケアチームとの連携も必須であるため，多職種で構成された「患者・家族ケアチーム」としての入院早期からの介入が理想的である。

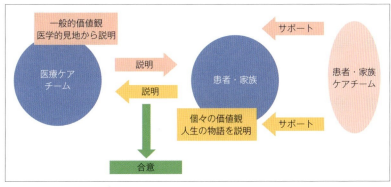

図1　意思決定のプロセス　　　　　　　　〔文献1）より引用・改変〕

1 患者・家族ケアチームを配置する

- ☑ 患者・家族のケアには，患者・家族ケアチームと医療ケアチームの連携が必須である。
- ☑ 医師・看護師とともに，メディカルソーシャルワーカー（MSW），臨床心理士などをメンバーとするチームで患者・家族ケアを行う。
- ☑ 患者に臓器提供の意思があった際にその意思を生かせるよう，患者・家族ケアチームには臓器提供の知識をもったメンバー（院内コーディネーター）も含める。

2 搬送後早期から患者・家族支援が必要である

- ☑ 救急の場面では，短い時間で意思決定をしなくてはならないことがある。
- ☑ 救急の場面での意思決定は患者の転帰に影響することもある重大なものであるため，丁寧なサポートが必要である。
- ☑ 患者と同様に，その家族も急な出来事によって精神的な危機状態に陥りやすい。
- ☑ 重要な意思決定をする際には，できるかぎり不安を排除して，落ち着いた状態で話ができる環境を整える必要がある。

3 患者の治療と並行して患者・家族のケアも行う

- ☑ 救急患者の治療が優先され，患者・家族のケアに遅れが生じることが少なくない。
- ☑ しかし，患者・家族の精神的な危機的状態を緩和するためには，患者の治療と並行して患者・家族のケアも行うのが理想的である。
- ☑ もっとも危機的な時期に適切な介入を行うことが，医療者と患者・家族間での信頼関係の構築に有効である。
- ☑ 患者が今何をしているのか，あとどのくらいで面会できるのか，などの情報を与えるだけでも家族は安心することができる。

4 MSW，臨床心理士などの介入も有効である

- ☑ 患者・家族を支援するスタッフは，医療の知識が豊富でなくてもよい。
- ☑ 救急の場面では，患者の治療に携わるスタッフのみで患者・家族ケアを並行して行うことは困難であるため，患者・家族を支援するためのスタッフとの協働が望まれる。
- ☑ 患者・家族の立場からは，治療にかかわる医師・看護師には声をかけにくい場合もある。そのため，別の窓口で対応することによって患者・家族の気持ちを察しやすくなる可能性がある。
- ☑ 救急外来からICU，病棟と，患者は部署を移ることが多いため，病棟所属ではないスタッフが関与することで継続性が向上する可能性がある。
- ☑ 救急搬送されるまでに抱えていた生活課題や心理的・社会的問題が疾患の原因となっていることも多い。

5 患者が救急・集中治療における終末期であると判断した場合，患者・家族の意思に沿った選択をする

- ☑ 日本救急医学会・日本集中治療医学会・日本循環器学会合同の終末期医療に関するガイドライン[2]において，このような方針が推奨されている。
- ☑ 終末期であるという判断には，多職種でのかかわりが必要である。
- ☑ 患者の意思について，患者・家族とともに考えることが重要である。
- ☑ 患者が臓器提供の意思をもっていた場合には，その意思を生かすことが可能となる。

【文　献】
1）清水哲郎，他編：医療・介護のための死生学入門，東京大学出版会，東京，2017.
2）日本救急医学会，日本集中治療医学会，日本循環器学会：救急・集中治療における終末期医療に関するガイドライン；3学会からの提言，2014.

TIPS!

- ☑ 常に患者・家族をサポートしている病棟看護師と，患者・家族ケアチームとの連携が不可欠である。
- ☑ 医療ケアチームと患者・家族ケアチームで患者・家族ケアカンファレンスを行い，患者・家族の状況や意思を共有するとよい。

気をつけよう！

❶ 急性期重症患者とその家族の支援

scene 2

このシーンについて詳しく… ▶▶

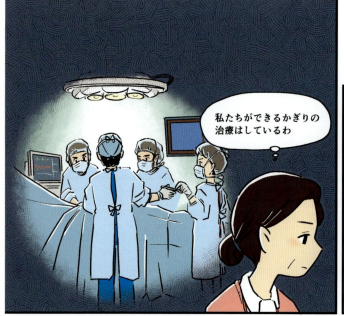
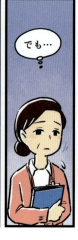
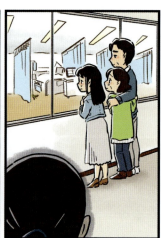
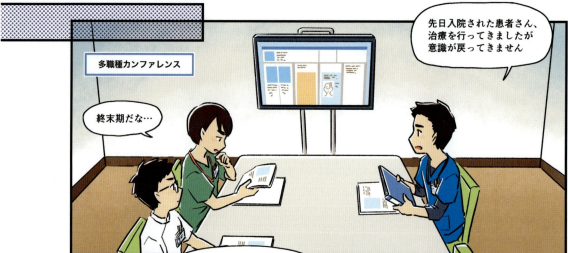
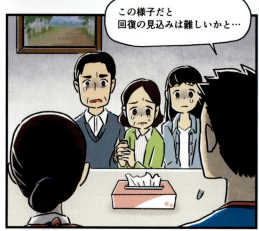
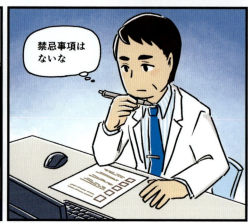

❷ 終末期患者の把握

2 終末期患者の把握

★★★

このシーンに参加するスタッフは…

集中治療医，看護師，患者・家族ケアチーム，院内コーディネーター，MSW，臓器提供サポートチームなど

MUST !

1. 終末期となりうる患者を早期に把握し，その情報を共有する。
2. 対象患者の治療方針を主治医と確認する。
3. 終末期の判断は多職種で行う。
4. 家族への情報提供の前に，禁忌事項を確認する。
5. 終末期となりうる患者をリストアップして経過を記載することで，臓器提供だけでなく，終末期医療や家族支援の評価にも有用である。

重症意識障害患者（JCS 300 または GCS 合計点 3）や呼吸・循環不全患者の治療方針には，家族による代理意思決定が必要であるが，家族にとっては，患者の生死にかかわる治療の代理意思決定自体が大きな負担を強いられる深刻な問題である。

患者・家族がよりよい最期を迎え，家族の感情を十分に表出し，その家族らしい意思決定ができ，家族も満足のいく看取りができるようにするためには，早期から患者・家族に寄り添いサポートする体制が望まれる。

1 終末期となりうる患者を早期に把握し，その情報を共有する

☑ 動揺・悲嘆する家族のケアに，より時間をかけて対応することが可能となる。

☑ 重症意識障害患者には，医療だけでなく社会支援も重要であるため，終末期と判断される前から把握しておくことが望ましい。

☑ 終末期となりうる患者のリストアップは，急性期重症患者が入院する病棟もしくは患者・家族ケアチームで担当を決めて行う。

☑ リストの情報は，急性期重症患者が入院する病棟，患者・家族ケアチーム，事務スタッフ，院内コーディネーター，臓器提供サポートチームで共有する。

❷ 終末期患者の把握　11

2 対象患者の治療方針を主治医と確認する

- ☑ 主治医の同意のもとで，患者・家族ケアチームが患者・家族の支援を開始することが望ましい。

3 終末期の判断は多職種で行う

- ☑ 患者の状態が悪化した場合には，主治医以外の医師も含めた多職種で終末期の判断を行う。

4 家族への情報提供の前に，禁忌事項を確認する

- ☑ **表1**に示す禁忌事項に該当する患者の場合は，臓器提供ができない。
- ☑ クロイツフェルト・ヤコブ病，狂犬病，ウエストナイルウイルスなどの感染症除外のため，海外渡航歴を確認する。
- ☑ 臓器提供の適応は，臓器を提供する患者の状態のみならず，移植を受ける患者の状態も総合的に判断して決定される。
- ☑ **表2**に示す事項に該当する患者の場合は，禁忌とはならないが，臓器提供の適応を慎重に検討する。

5 終末期となりうる患者をリストアップして経過を記載することで，臓器提供だけでなく，終末期医療や家族支援の評価にも有用である

- ☑ 終末期となりうる患者（重症意識障害患者，呼吸・循環不全患者）をリストアップして，**図1**のように運用する。
- ☑ リストに記載する項目としては，以下を推奨する
  - ➡ 年齢，性別，主科，診断名，入院日
  - ➡ 終末期と判断した日
  - ➡ 禁忌事項の有無
  - ➡ 臓器提供に関する情報提供の有無
  - ➡ 都道府県コーディネーター，ネットワークコーディネーターへの連絡の有無
  - ➡ 転帰（臓器・組織提供に至った場合は，脳死下/心停止後のいずれか）
  - ➡ 臓器提供を行った日
- ☑ このリストは，脳死とされうる状態に至った患者の数，患者・家族の支援や情報提供の有無，患者管理の状況の把握に有用である。また，患者・家族ケアや終末期医療，看取りの振り返りにも有用である。

表1　臓器提供の禁忌事項

ドナー適応基準外となる場合

- 全身性・活動性感染症がある患者（敗血症，とくに血液培養陽性の場合でも，適切な治療後に血液培養陰性を確認できたら，提供可能な場合もある）
- HIV 抗体，HTLV-1 抗体，HBs 抗原が陽性の患者
- HCV 抗体が陽性の患者（肝，腎，小腸は提供可能）
- 悪性腫瘍の患者（原発性脳腫瘍，および治癒したと考えられるものを除く）
- クロイツフェルト・ヤコブ病（vCJD）およびその疑いがある患者
- 司法解剖が必要とされる患者

法的脳死判定における除外例となる場合

- 脳死と類似した状態となりうる患者（急性薬物中毒，代謝・内分泌障害）
- 知的障害者等の臓器提供に関する有効な意思表示が困難な障害がある患者
- 被虐待児または虐待が疑われる 18 歳未満の児童
- 眼球損傷，義眼などにより対光反射が確認できない患者
- 低酸素刺激で呼吸中枢が刺激されているような重症呼吸不全の患者
- 上位頸髄損傷のために無呼吸テストの評価が難しい患者*
- 内耳損傷があり，前庭反射の評価ができない患者*

〔「法的脳死判定マニュアル」などをもとに作成〕

＊　不可能との明記はないものの，注意が必要である。日本臓器移植ネットワークへの確認を推奨する

表2　臓器提供の適応を慎重に判断すべき場合

	望ましい年齢	併存疾患	既往歴	呼吸・循環動態		検査結果など
心臓	50 歳以下	―	・心疾患の既往	・大量のカテコラミンを使用しても，循環動態維持が困難		・心電図，心エコーなどによる心疾患の所見
肺	70 歳以下	―	―	・最大気道内圧＜30 cmH$_2$O ・PaO$_2$＞300 mmHg もしくは PaO$_2$/FIO$_2$ 250～300 mmHg （1 回換気量 15 ml/kg，PEEP：5 cmH$_2$O，F$_1$O$_2$：1.0）		・肺疾患が臨床的に存在
膵	60 歳以下	・細菌感染を伴う腹部外傷	・膵の機能的・器質的障害 ・糖尿病の既往	脳死下	―	・無尿，高ナトリウム血症 ・膵機能や肝機能の異常値
				心停止後	一過性心停止，低血圧，ノルアドレナリンや 15 μg/kg/min 以上のドパミン投与，低酸素血症	
肝	―	・細菌感染を伴う腹部外傷 ・重度熱傷など	・1 週間以内の腹部消化管手術 ・胆道系の手術の既往 ・HCV 抗体，HBs 抗体陽性 ・先天性代謝性肝疾患の可能性 ・重度糖尿病，過度の肥満	・長期の低酸素血症 ・高度の高血圧 ・長期の低血圧		・病理組織学的な肝の異常 ・生化学的肝機能検査の異常
腎	70 歳以下	―	・HCV 抗体陽性	―		・血液生化学，尿生化学，画像上の器質的腎障害の存在
小腸	60 歳以下	・細菌感染を伴う腹部外傷	・小腸疾患の既往 ・HCV 抗体陽性	―		―
眼球	年齢制限なし	・原因不明の中枢神経系疾患など	・アルツハイマー病 ・屈折矯正手術既往眼 ・内眼手術既往眼 ・虹彩炎などの内因性眼疾患 ・梅毒反応陽性	―		―

〔日本臓器移植ネットワーク「臓器提供者（ドナー）適応基準」より抜粋・改変して作成。詳細な適応基準は，日本臓器移植ネットワークのホームページなどにて確認のこと〕

❷ 終末期患者の把握　13

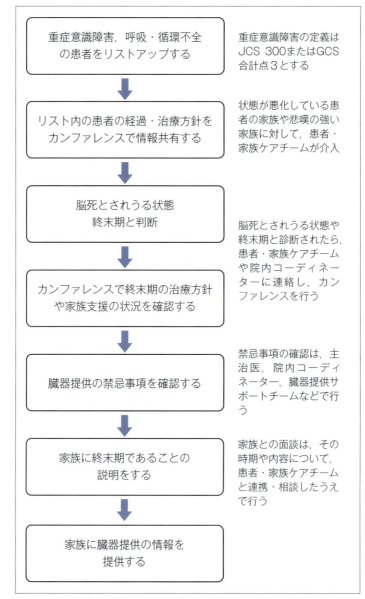

図1 終末期となりうる患者のリストの運用

TIPS!

- ☑ 臓器・組織提供の適応・禁忌事項の確認は，院内コーディネーターが患者・家族ケアチームと臓器提供サポートチームと連携して行うとよい．
- ☑ 終末期となりうる患者のリストは，患者・家族ケアチームのカンファレンスで定期的に振り返りを行うと，患者・家族ケアの質の向上につながる．
- ☑ かかりつけ医などに，患者が意思表示可能な状態であったかなどの確認をする必要がある場合もある．

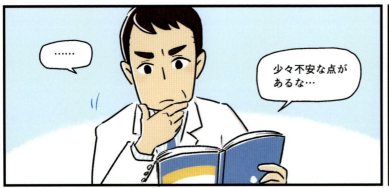
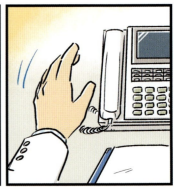
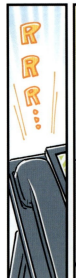
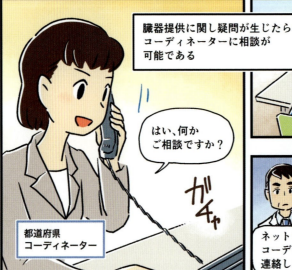
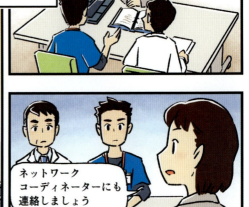
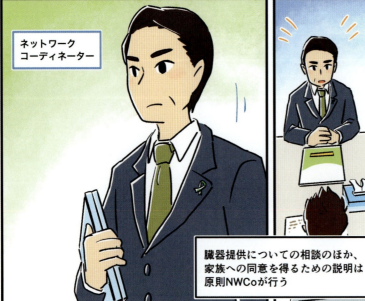
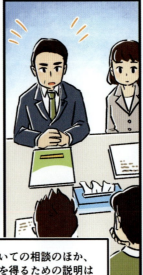

3 NWCo，都道府県 Co との連携

主治医，看護師，臓器提供サポートチーム，院内コーディネーター，事務スタッフなど

MUST！

1. 臓器提供の可能性がある患者がいる場合，いつでも NWCo・都道府県 Co に相談することができる。
2. NWCo・都道府県 Co に連絡する際には，患者情報とともに，臓器提供の適応を判断できる情報を準備する。
3. NWCo・都道府県 Co が来院する際には，院内で活動しやすいよう準備しておく。
4. NWCo・都道府県 Co と相談しつつ，臓器提供全体の流れを確認する。

　臓器提供の経験が少ない施設のスタッフは，患者が臓器提供可能なのかどうか，提供にむけて何をしたらよいのかがわからず不安を感じることが多い。日本臓器移植ネットワーク（JOT）に所属するネットワークコーディネーター（NWCo）および，JOT が委嘱して各都道府県が設置している都道府県コーディネーター（都道府県 Co）は過去の経験をふまえて判断を行うため，NWCo・都道府県 Co と連絡をとることで，患者対応をより円滑に進めることができる。臓器提供に関して疑問が生じたらいつでも，NWCo・都道府県 Co に問い合わせることが可能である。
　ここでは，NWCo・都道府県 Co と円滑に連携するうえであるとよい物品・情報などをまとめるが，すべてが必須ではないため，可能な範囲での対応で差し支えない。下記を参考に，NWCo・都道府県 Co と相談されたい。

1　臓器提供の可能性がある患者がいる場合，いつでも NWCo・都道府県 Co に相談することができる

- ☑ 臓器提供の方針が決まる前でも相談することが可能である。
- ☑ 家族への臓器提供に関する一般的な説明を依頼することもできる。

② NWCo・都道府県 Co に連絡する際には，患者情報とともに，臓器提供の適応を判断できる情報を準備する

- ☑ 病院情報として
  - ▶▶ 医療機関名と電話・FAX 番号
  - ▶▶ 連絡担当者の氏名・職種
- ☑ 患者情報として
  - ▶▶ 年齢，性別，原疾患，現在までの治療経過
  - ▶▶ 脳死とされうる状態を確認したか
  - ▶▶ 臓器提供に関する意思表示はあるか
  - ▶▶ 家族構成と，そのうちのキーパーソンは誰か
- ☑ 脳死の前提条件として
  - ▶▶ 器質的脳障害は存在するか
  - ▶▶ 自発呼吸は消失しているか
  - ▶▶ 原疾患が確実に診断されているか
  - ▶ CT・MRI は撮影したか
- ☑ 適応基準の確認として
  - ▶▶ 鎮痛・鎮静薬，筋弛緩薬投与終了から 24 時間経過しているか
  - ▶▶ 急性薬物中毒や代謝内分泌障害による意識障害ではないか
  - ▶▶ 知的障害者等の臓器提供に関する有効な意思表示が困難となる障害はないか
  - ▶▶ 被虐待児，または虐待が疑われる 18 歳未満の小児ではないか
  - ▶▶ 年齢不相応の低血圧ではないか
  - ▶ 深部体温が異常低値ではないか
  - ▶▶ 生後 12 週未満ではないか

③ NWCo・都道府県 Co が来院する際には，院内で活動しやすいよう準備しておく

- ☑ 到着した際に病院管理者や医事課などに NWCo・都道府県 Co を案内し，紹介する。
- ☑ カルテ内容を提示するため，電子カルテの場合は NWCo・都道府県 Co 用に臨時のパスワードや ID を準備する。
- ☑ NWCo は臓器摘出まで医療機関にとどまることもあるため，電子カルテ回覧や話し合いのための部屋などを可能なかぎり提供する。
- ☑ 院内で NWCo との連絡をとりやすくするため，院内 PHS などを活用してもよい。

4 NWCo・都道府県 Co と相談しつつ，臓器提供全体の流れを確認する

☑ 家族から臓器提供の同意を得るための説明は，原則 NWCo が行う。

☑ これまでの経緯の確認
- ▶ 診療内容について
- ▶ 臓器提供の適応について
- ▶ 脳死とされうる状態の確認について
- ▶ 臓器提供の意思の確認方法について
- ▶ 家族構成，家族ケアの経過について

☑ 今後の流れの確認
- ▶ 患者管理について
- ▶ 患者の血液型，身長・体重，感染症情報について
- ▶ 院内で開催される会議について
- ▶ 法的脳死判定について
- ▶ 警察の関与の必要性と，その対応方法について
- ▶ 情報開示について
- ▶ 記者会見について
- ▶ 患者搬送，家族，摘出チームなどの動線について
- ▶ 臓器搬出について
- ▶ あっせん中止，心停止後臓器提供への移行の可能性について

TIPS!

☑ 日頃から院内コーディネーターや臓器提供サポートチームと都道府県 Co が，会議などで連携を密にしておくことが望ましい。

☑ 心停止後臓器提供の際など，臓器提供の説明を都道府県 Co が行う場合もある。

☑ NWCo に患者情報を連絡する際のチェックシートを作成するのも有用である。

気をつけよう！

scene 4

このシーンについて詳しく… ▶▶

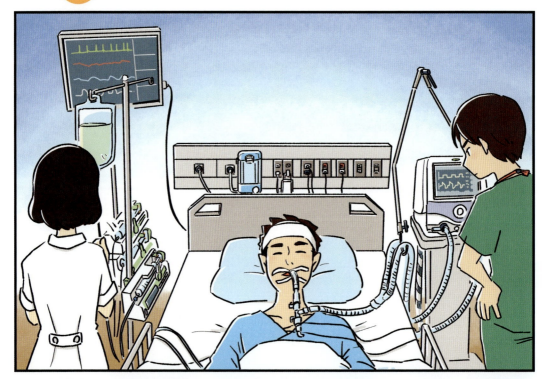

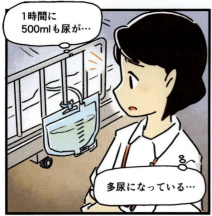

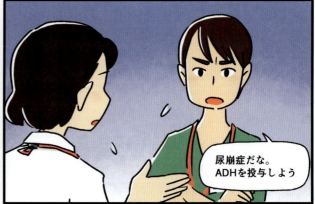

4 臓器提供も見据えた患者管理

★★★

このシーンに参加するスタッフは…

主治医，看護師，集中治療医，麻酔科医，臓器提供サポートチーム，院内コーディネーターなど

MUST！

1. 脳死特有の生理学的変化を理解したうえで管理を行う。
2. 脱水を避け，臓器の灌流を保つ全身管理が重要である。
3. 抗利尿ホルモンは，血管抵抗の維持，使用するカテコラミンの減量に有用である。
4. 気管支鏡による吸痰，無気肺の解除は有効である。
5. 低体温に陥りやすいため，保温に注意する。
6. 肺炎やカテーテル感染などに注意して，抗菌薬の投与が遅れないように努める。
7. 患者の治療を担当する主治医とは別に，患者管理を行う担当者がいることが望ましい。

　臓器提供の意思決定の際には，家族の思いが定まるまでに時間を要することが多い。救命のための治療を継続するか，臓器提供を目的とした臓器保護を優先するか迷いながら管理を行うことも少なくない。臓器提供サポートチームと患者・家族ケアチームが密に連携をとって，患者管理を行う必要がある。また，救命治療を行う主治医が引き続き臓器提供のための患者管理を行うのは，身体的にも精神的にも負担が大きい。そのため，臓器提供のための患者管理は，主治医とは別の医師が担当することが望ましい。

　適切な患者管理を行うことは，患者・家族の臓器を提供したいという希望を守ることにもつながる。

1 患者管理の概要

- ☑ 臓器提供のための患者管理は臓器提供サポートチームに依頼できることが望ましい[1]。
- ☑ 表1に示すような，脳死患者特有の生理学的変化を理解したうえで管理を行う。管理のための指標を表2に示す。
- ☑ 脳死に至る原因となった病態や年齢，基礎疾患，脳死判定までに行われた治療，経過時間は，管理のうえで重要な情報である。
- ☑ 脳死判定は通常，ICUで行われる。管理は引き続きICUで行う[2]。

④ 臓器提供も見据えた患者管理　21

表1　脳死とされうる状態後の生理学的変化

脳	脳圧↑，壊死
下垂体	前葉：ACTH↓ or →，TSH↓ or → 後葉：ADH↓
甲状腺	TSH↓によるT3↓，T4↓の場合あり
心血管	急性期には 　カテコラミン放出による異常高血圧 　血管抵抗↓ 　自律神経反射の消失　─　低血圧 　収縮能↓の場合あり
肺	咳反射消失による 　肺炎 　無気肺 　肺水腫　─　低酸素血症 　その他の肺傷害
肝	炎症性サイトカイン放出による障害
腎	低灌流や薬剤による尿量↓ 尿崩症による尿量↑↑
その他	脱水，全身性炎症反応↑，体温↓，血糖値↑，血清ナトリウム↑，敗血症，など

ACTH：副腎皮質刺激ホルモン，TSH：甲状腺刺激ホルモン，ADH：抗利尿ホルモン

2　循環管理

☑ 脱水を避け，臓器の灌流を保つ全身管理が重要である。

☑ 動脈ラインによる観血的血圧測定を行う。

☑ 適宜，心エコー検査やモニタリングなどを行って，輸液反応性を評価する。肺動脈カテーテルによる循環動態の管理は有用であるが[3]，ルーチンで使用する必要はない。

☑ 動脈血ガス分析での乳酸値やBE（塩基過剰），肺動脈カテーテルでの混合静脈血酸素飽和度や体血管抵抗測定は，水分管理の指標となる。

☑ 収縮期血圧を目標の範囲内に保つ[4]。尿量や心エコー検査も目安にして，総合的に循環管理を行う。

☑ 抗利尿ホルモン（antidiuretic hormone；ADH）は，血管抵抗の維持や使用するカテコラミンの減量に有用であり[5]，全例に使用してよい。

☑ 臓器灌流のためには血管作動薬の使用は好ましくないが，輸液を十分に行ってADHを使用しても効果が十分に得られない場合には，ドパミン，ドブタミン，ノルアドレナリンなどの使用を検討する。

☑ 脳死後の急性期にはカテコラミン放出による異常な頻脈や高血圧（交感神経ストーム）が生じることがある[6]。この場合は，短時間作用性の降圧薬やβブロッカーなどを使用して反応を抑える。

表 2　脳死とされうる状態後の全身管理指標

収縮期血圧	1 歳未満：≧65 mmHg
	1 歳以上 13 歳未満：≧(年齢×2)＋65 mmHg
	13 歳以上：≧90 mmHg
心拍数	1 歳未満：120〜140/min
	1〜6 歳：110〜130/min
	7〜12 歳：90〜120/min
	13 歳以上：80〜100/min
心係数	>2.4 l/min/m^2
Hb，Ht	Hb：10 g/dl，Ht：30%
1 回換気量，換気圧	従量式：6〜10 ml/kg，従圧式：15〜25 cmH$_2$O
最大吸気圧	≦30 cmH$_2$O
呼気終末圧	5〜15 cmH$_2$O
SpO$_2$	≧93%
血液ガス	pH：7.35〜7.45，PaCO$_2$：35〜45 mmHg，PaO$_2$：70〜100 mmHg
血清ナトリウム	脳死判定前：＜155 mmol/l，管理目標：135〜150 mmol/l
尿量	0.5〜3 ml/kg/hr
血清アルブミン	3.0 g/dl
血糖値	120〜180 mg/dl
体温	36±0.5℃

☑ 輸液は，まず細胞外液補充液を使用し，必要であればアルブミン製剤などを使用してもよい。ヒドロキシエチルデンプン含有製剤（HES 製剤）の使用は避ける[7)8)]。輸液時には，血清ナトリウム値に注意する。

☑ Hb 10 g/dl を目標に濃厚赤血球輸血を行うことが望ましい[9)]。臨床的な出血傾向がある場合には，新鮮凍結血漿や濃厚血小板輸血の投与を行う。

3　呼吸管理

☑ 咳反射の消失のため，喀痰貯留による無気肺や肺炎が発生しやすい。また，肺水腫やその他の肺傷害により低酸素血症が進行する場合がある。

☑ 無気肺を防止するために体位変換や吸痰を行い，吸痰後はリクルートメントを行う。気管支鏡による吸痰や無気肺の解除は有効である。

☑ 喀痰培養や検鏡を行い，肺炎を併発した場合は抗菌薬を投与する。

☑ 人工呼吸器は，1 回換気量や最大吸気圧を低めに抑えるよう設定し，人工呼吸器関連肺傷害を防止する[10)]。

☑ F$_1$O$_2$を低く抑えつつ，SpO$_2$を 93% 以上に維持する。

☑ モニター監視下に輸液管理し，過剰輸液を防ぐ[11)]。

❹ 臓器提供も見据えた患者管理　23

4 　内分泌系の管理

- ☑ 抗利尿ホルモン（ADH）について
  - ⏩ 脳死後には下垂体後葉の機能不全（ADH の枯渇）から高い頻度（65〜80％）で尿崩症を合併する[1)12)]。
  - ⏩ ADH の主な作用は腎集合管における水分の再吸収促進，および血管収縮による血圧上昇である。
  - ⏩ 血管抵抗性を保ち，カテコラミンを減量して，高ナトリウム血症を予防するという観点から，全例に ADH を投与してもよい。絶対適応を**表3**に示す。
  - ⏩ ADH は1単位（0.02 単位/kg）を静注し，その後 0.5〜1 単位/hr（0.01〜0.02 単位/kg/hr）の用量で中心静脈ラインから持続投与する[4)13)]。
  - ⏩ ADH の投与が不十分な場合，多尿や高ナトリウム血症が引き起こされる。ADH を調節し，尿量と血清ナトリウム値を目標管理範囲内に補正する。
- ☑ 副腎皮質刺激ホルモン（ACTH）について
  - ⏩ 副腎皮質刺激ホルモン（adrenocorticotropic hormone；ACTH）や甲状腺刺激ホルモン（thyroid stimulating hormone；TSH）の減少の程度は一定ではない[14)]。ACTH の補充には実際の減少のほかに，相対的不足への補充，ショックの離脱，酸素化改善や炎症反応抑制の意義がある。
  - ⏩ ショックが認められる患者，酸素化能の悪化が認められる患者には，静脈でステロイドを投与する〔例：メチルプレドニゾロン（mPSL）15 mg/kg，24 時間おき〕。
- ☑ インスリンについて
  - ⏩ 脳死後，インスリン抵抗性は増し，高血糖を高頻度で合併する。高血糖は移植成績を悪くする[15)]。
  - ⏩ 血糖コントロールは施設基準に応じて，120〜180 mg/dl を目安に，通常の ICU 患者と同様に行う。

表3　抗利尿ホルモン（ADH）投与の絶対適応

1．輸液を十分に行っても低血圧が持続する（ノルアドレナリン，アドレナリンが減量できない）
2．多尿（3〜4 L/day 以上，2.5〜3.0 ml/kg/hr 以上）
3．血漿浸透圧が正常値以上に上昇
4．尿比重が 1.005 以下
5．高ナトリウム血症（血清ナトリウム 145 mmol/l 以上）

5 肝の管理・保護

- ☑ 脳死による血行動態の変化，それに引き続く全身性の炎症反応により，肝機能の悪化が認められる場合がある。
- ☑ ステロイドの投与は炎症性変化を抑えるために有用と報告されている[16]。

6 腎の管理・保護

- ☑ 水分バランスを適正に保ち，尿量を維持するように努める。尿量は $0.5～3\,ml/kg/hr$ が目標。
- ☑ 灌流障害や薬剤性腎障害などの影響で，乏尿となる場合がある。
- ☑ 尿崩症による多尿では ADH を投与し，尿量を調整する。
- ☑ 尿量が少ない場合，十分に輸液されていれば，フロセミドなどの利尿薬を使用してもよい。
- ☑ 造影剤を用いた検査を行う場合は十分に補液し，同時に造影剤の量を減らすように努める。
- ☑ 血漿浸透圧を保つ目的で，血清アルブミン値 $3.0\,g/dl$ 以上を目標とする。

7 体温管理

- ☑ 視床下部の体温調節中枢の機能の消失，末梢血管抵抗の減弱，代謝の低下などの影響により，低体温に陥りやすい。
- ☑ 体温は $36±0.5℃$ を目標に管理する。

8 抗菌薬の使用と，敗血症への対処

- ☑ 呼吸器感染症やカテーテル感染症，創部からの感染にとくに注意する[17]。感染が疑われる場合は検体検査を行い，抗菌薬の投与や変更，カテーテル類の交換を考慮する。
- ☑ わが国の現状では，全身性・活動性感染症はドナーの除外条件となっている。厳重に監視して，抗菌薬投与を遅らせてはならない。
- ☑ 全身性感染症の可能性がある患者では，自施設の感染症関連の委員会などにも判断を依頼し，判断が困難な場合にはネットワークコーディネーターまたは都道府県コーディネーターを通し，メディカルコンサルタントや移植医にコンサルトする。

9 栄養管理

- ☑ 原則として，脳死判定までに行われていた栄養管理を継続する。
- ☑ すでに経腸での栄養管理が始まっていれば継続する。
- ☑ 静脈栄養は，高血糖に注意したうえで行う。
- ☑ 新たに中心静脈栄養を開始する必要はない。

⑩　検査・輸血を含めた摘出術前の準備

- ☑ 摘出術の申し込み，定時の血液検査，X線撮影など，ドナーに関する各種オーダーを臓器提供サポートチームが行う。
- ☑ 必要最低限の検査項目は，ネットワークコーディネーターから指示がある。
- ☑ 一般検査（CBC，生化学，凝固），感染症検査（HIV，HBV，HCV，HTLV-1）に関しては，すでに提出された項目の使用でよい。
- ☑ 悪性腫瘍否定のための検査（腫瘍マーカー），血液培養検査が必要となる。
- ☑ 喀痰培養や尿培養は提出するのが望ましいが，必須ではない。
- ☑ 二次評価の際に，各臓器の状態をふまえて，メディカルコンサルタントから検査が追加される場合がある。
- ☑ 摘出術中の輸血，アルブミン製剤は呼吸・循環管理医（麻酔科医）と相談のうえで決定する。
- ☑ 一般に，赤血球液10単位程度と5％アルブミン製剤（250 ml）10本程度は必要である。
- ☑ 摘出術に先立って，手術室担当者との事前調整や物品確認を行う。

【文　献】

1) Singbartl K, et al：Intensivist-led management of brain-dead donors is associated with an increase in organ recovery for transplantation. Am J Transplant 11：1517-1521, 2011.

2) Mascia L, et al：Management to optimize organ procurement in brain dead donors. Minerva Anestesiol 75：125-133, 2009.

3) Salim A, et al：Aggressive organ donor management significantly increases the number of organs available for transplantation. J Trauma 58：991-994, 2005.

4) 平成22年度厚生労働科学研究費補助金厚生労働科学特別研究事業「臓器提供施設における院内体制整備に関する研究」臓器提供施設のマニュアル化に関する研究班：臓器提供施設マニュアル，2011.

5) Shemie SD, et al：Organ donor management in Canada：Recommendations of the forum on Medical Management to Optimize Donor Organ Potential. CMAJ 174：S13-S32, 2006.

6) Audibert G, et al：Improvement of donor myocardial function after treatment of autonomic storm during brain death. Transplantation 82：1031-1036, 2006.

7) Cittanova ML, et al：Effect of hydroxyethylstarch in brain-dead kidney donors on renal function in kidney-transplant recipients. Lancet 348：1620-1622, 1996.

8) Blasco V, et al：Comparison of the novel hydroxyethylstarch 130/0.4 and hydroxyethylstarch 200/0.6 in brain-dead donor resuscitation on renal function after transplantation. Br J Anaesth 100：504-508, 2008.

9) Hébert PC, et al：A multicenter, randomized, controlled clinical trial of transfusion requirements in critical care：Transfusion Requirements in Critical Care Investigators, Canadian Critical Care Trials Group. N Engl J Med 340：409-417, 1999.

10) Mascia L, et al：Effect of a lung protective strategy for organ donors on eligibility and availability of lungs for transplantation：A randomized controlled trial. JAMA 304：2620-2627, 2010.

11) Abdelnour T, et al：Relationship of hormonal resuscitation therapy and central venous pressure on increasing organs for transplant. J Heart Lung Transplant 28：480-485, 2009.

12) Howlett TA, et al：Anterior and posterior pituitary function in brain-stem-dead donors：A possible role for hormonal replacement therapy. Transplantation 47：828-834, 1989.

13) Fukushima N：Donor assessment and management system for naximizing heart availability in Japan. Medical Research Archives 5：1-13, 2017.

14) Gramm HJ, et al：Acute endocrine failure after brain death? Transplantation 54：851-857, 1992.

15) Blasi-Ibanez A, et al：Predictors associated with terminal renal function in deceased organ donors in the intensive care unit. Anesthesiology 110：333-341, 2009.

16) Kotsch K, et al：Methylprednisolone therapy in deceased donors reduces inflammation in the donor liver and improves outcome after liver transplantation：A prospective randomized controlled trial. Ann Surg 248：1042-1050, 2008.

17) Freeman RB, et al：Outcome of transplantation of organs procured from bacteremic donors. Transplantation 68：1107-1111, 1999.

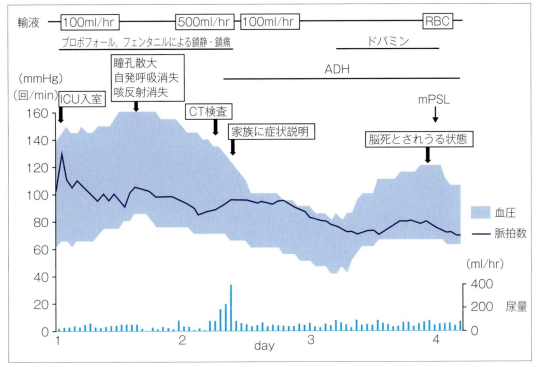

参考　脳死とされうる状態に至るまでの患者管理の1例

　患者は30歳代，男性．身長160 cm，体重50 kg

　交通外傷による脳挫傷，急性硬膜下血腫にて開頭血腫除去・減圧術を施行するも，ICU入室後に瞳孔散大し，自発呼吸と咳反射が消失した．翌日のCT検査でびまん性脳腫脹を認め，低吸収域が全脳に広がっていた．家族に救命不能である旨を説明したところ，臓器提供の希望があった（本人署名のカードあり）．

　患者管理としては，輸液を行い，脱水を避ける．尿崩症管理や血管抵抗性維持を目的として，抗利尿ホルモン（ADH）1単位のボーラス投与に続き，1単位/hrで持続投与する．臓器への酸素運搬能改善のためには，血圧維持（収縮期血圧90 mmHg以上）や輸血などが必要になる．ショックを呈する症例にはステロイドを使用する．脳死とされうる状態の判断は鎮静・鎮痛薬の中止から十分（24時間以上）に時間が経過してから行う．

TIPS!

- ☑ 低体温や高ナトリウム血症が顕著である場合，法的脳死判定の除外例となることがあるため注意する．
- ☑ NWCoを通じて，後述するメディカルコンサルタントに管理方針を相談することが可能である．

気をつけよう！

scene 5

このシーンについて詳しく…▶▶

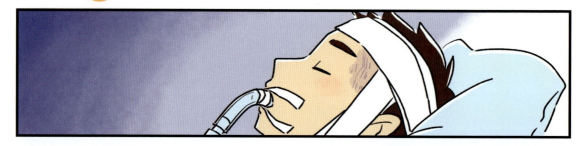
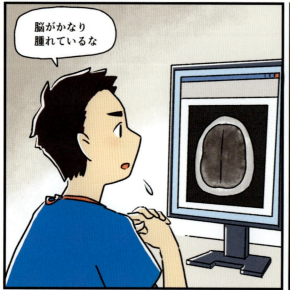
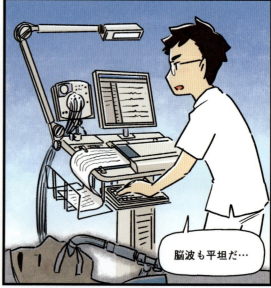
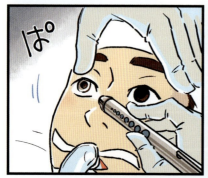
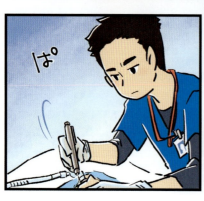
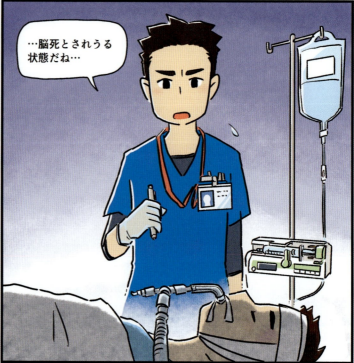

❺ 脳死とされうる状態の判断

5 脳死とされうる状態の判断

このシーンに参加するスタッフは…

主治医，集中治療医，看護師，臓器提供サポートチーム，院内コーディネーター，臨床検査技師など

MUST！
1. 脳死とされうる状態の判断の前に，法的脳死判定の前提条件を確認する。
2. 脳死とされうる状態の判断は，各施設で行う一般の脳死判定と同様の方法でよい。
3. 脳死とされうる状態と判断したら，家族に臓器提供の機会があることを伝える。

　主治医などが前提条件を確認後，施設で実施している通常の脳死判定の方法に従って，患者が脳死とされうる状態か否かを判断する。過去には法的脳死判定における検査方法に準じた方法で判断することとされていたが，2015年9月の厚生労働省による改定において一般の脳死判定と同様でよいとされた[1)2)]。

準備・必要物品

- [x] 法的脳死判定に準じるが，施設で実施されている通常の脳死判定に沿ったものを準備する。

1 脳死とされうる状態の判断の前に，法的脳死判定の前提条件を確認する

- [x] 器質的脳障害による深昏睡である（JCS 300 または GCS 合計点 3 の状態）。
- [x] 無呼吸状態である（後述）。
- [x] 原疾患が確実に診断されている。
- [x] 行いうるすべての適切な治療を行っても回復の可能性がない。
- [x] 治療中に使用していた中枢神経作用薬（鎮痛・鎮静薬），筋弛緩薬を中止してから 24 時間以上経過している。

2 脳死とされうる状態の判断は，各施設で行う一般の脳死判定と同様の方法でよい

☑ 法的脳死判定を参考に，各施設の方法で脳死とされうる状態の判断を実施してもよい。

☑ 確認項目は以下のとおりである。
- ➤➤ 瞳孔の固定，瞳孔径が左右とも4mm以上
- ➤➤ 脳幹反射（7項目）の消失
- ➤➤ 平坦脳波
- ➤➤ 無呼吸状態

☑ 無呼吸状態の確認として，法的脳死判定項目の無呼吸テストは行わない。前提条件にある「無呼吸状態」とは，人工呼吸器により呼吸が維持されている状態を指し，人工呼吸器に示される呼吸数が設定どおりの呼吸数と一致している状態である。

☑ 事後に報告が必要となるため，検証資料フォーマットの項目を確認し，記録を残しておく。

3 脳死とされうる状態と判断したら，家族に臓器提供の機会があることを伝える

☑ 家族などに対して，臓器提供の機会があることを口頭または書面により告げる。

☑ 脳死とされうる状態の判断の前に，臓器提供に関する情報を家族に提供しても問題はない。

【文　献】 ※ JOT の資料はホームページから参照可能
1）厚生労働省臓器移植委員会：「脳死とされうる状態」の診断に係る今後の扱いについて（案），2015.
2）日本臓器移植ネットワーク：臓器提供手続に係る質疑応答集改正新旧対照表（平成27年9月改正）.

【参考文献】
1）日本臓器移植ネットワーク臓器提供施設委員会監：臓器提供施設の手順書（第2版），2014.

TIPS!

☑ 臓器提供の対象でなくとも，終末期の判断のために脳死とされうる状態の判断を実施する。

☑ 脳死とされうる状態の判断においても，高感度脳波を実施してもよい。ただし，必須ではない。

気をつけよう！

MEMO

scene 6

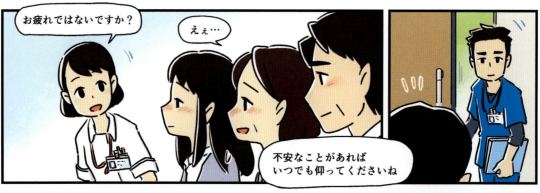
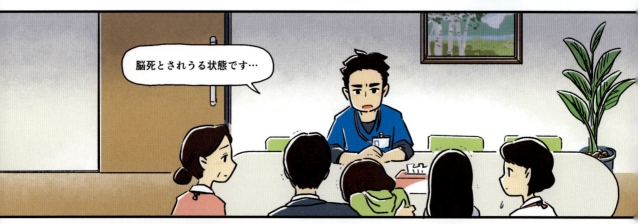
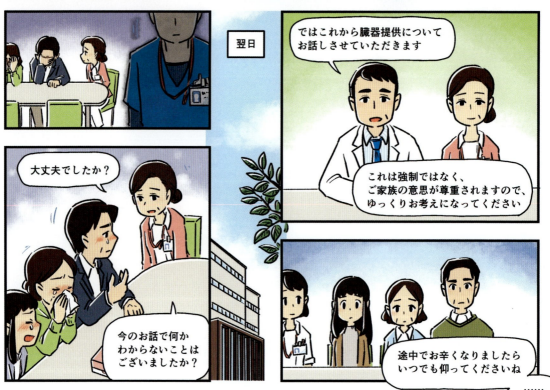

6 家族への情報提供

★★

このシーンに参加するスタッフは…

主治医，看護師，患者・家族ケアチーム，臓器提供サポートチーム，院内コーディネーター，MSW，臨床心理士など

MUST！

1. 臓器提供の可能性がある状態であれば，その旨を家族に伝えることは，医療者の責務である。
2. 家族の悲嘆は深く，ケアが必須である。
3. 主治医から患者の病状が終末期にあることを伝える。
4. 臓器提供の機会があることを家族に伝える。
5. 臓器提供に関する情報提供を行う。

　懸命な治療によっても患者を救命できない場合，家族の悲嘆は深い。その心情を真摯に受け止め，選択できるすべての可能性を正確に情報提供することは，終末期医療において，患者および家族の選ぶ権利を尊重するために重要である。

　家族への情報提供の際は，ケアが必須である。また必要に応じて，病状説明書（各施設の書式でよい）を準備する。

1 臓器提供の可能性がある状態であれば，その旨を家族に伝えることは，医療者の責務である

☑ 日本救急医学会などによる終末期医療に関するガイドライン[1]では，患者が終末期にある際には患者の意思に沿った選択をするよう記載されている。

☑ 世論調査によると，自身が脳死となった場合，約40%が臓器提供をしてもよいと回答している。

2 家族の悲嘆は深く，ケアが必須である

☑ 終末期であることを伝えるときにのみケアを行うのではなく，それ以前からケアが始まっているべきである（1「急性期重症患者とその家族の支援」p.6 参照）

6 家族への情報提供　　33

3 主治医から患者の病状が終末期にあることを伝える

- ☑ 患者状態が，脳死下臓器提供および法的脳死判定不可能な状態でないことを確認する。
- ☑ 主治医から患者の病状について，終末期にあることを家族に説明する。
- ☑ 患者・家族ケアチームは，主治医の説明を家族が受け止められるようサポートする。
- ☑ 主治医から，終末期であり回復の見込みがないことを明確に伝えなければならない。回復の見込みがないことが伝わっていない状況で臓器提供の話が出ると，家族は混乱することが多い。

4 臓器提供の機会があることを家族に伝える

- ☑ 患者・家族ケアチームが，家族の病状についての受け止めを確認する。
- ☑ 臓器提供の機会があることを家族に伝える。
- ☑ 家族が臓器提供について具体的な説明を希望すれば，その場を設ける。
- ☑ 臓器提供を望まないという選択も尊重されることを，明確に家族に伝える。また，いったん説明を聞くという希望を表明した後であっても撤回が可能であることも明確に伝える。
- ☑ 医療ケアチーム，患者・家族ケアチーム，臓器提供サポートチームが，患者の病状や治療方針，家族の気持ちなどの情報を共有する。

5 臓器提供に関する情報提供を行う

- ☑ 家族の希望があれば，院内コーディネーターなど臓器提供に関する知識のある者が，臓器提供についての説明を行う。
- ☑ ネットワークコーディネーターや都道府県コーディネーターに説明を依頼してもよい。

【文　献】
1) 日本救急医学会，日本集中治療医学会，日本循環器学会：救急・集中治療における終末期医療に関するガイドライン；3学会からの提言，2014.

TIPS!

- ☑ 家族が患者の終末期を受け入れることができていない段階では，臓器提供の詳細な説明は避ける。
- ☑ 家族への病状説明，臓器提供に関する情報提供の内容や，治療やケアの方針についてのカンファレンス内容を，カルテに記載しておく。

気をつけよう！

MEMO

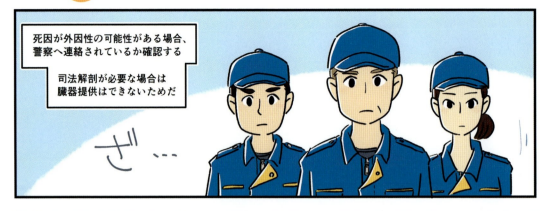
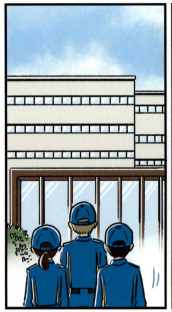
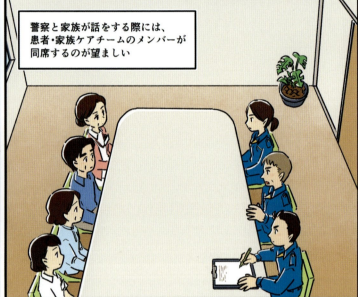

7 警察への対応

このシーンに参加するスタッフは…

主治医，看護師，事務スタッフ，院内コーディネーター，患者・家族ケアチーム，臓器提供サポートチームなど

MUST !

1. 死因が外因性である可能性がある場合，警察へ連絡されているか確認する。
2. 司法解剖が必要な場合，臓器提供は不可能である。
3. 検視が必要な場合は事前に警察と調整し，円滑に終了できるように準備する。
4. 警察と家族が話をする際には，患者・家族ケアチームのスタッフが同席するのが望ましい。

　日常診療と同様，死因が外因性である可能性がある場合には，主治医は警察と連携する。司法解剖が必要な場合には臓器提供ができないため，その可能性がある場合は前もって警察に連絡し，方針を確認しなければならない。

 準備・必要物品

- ☑ 患者情報（診察記事，検査データ，画像データなど）を準備する。
- ☑ 患者本人の意思表示書面（存在する場合），脳死判定承諾書，臓器摘出承諾書，脳死判定の的確実施の証明書，死亡診断書が必要になる。ただし，初期の連絡の際には必要なく，最終的に渡せるように準備する。

1 死因が外因性である可能性がある場合，警察へ連絡されているか確認する

- ☑ 内因性疾患によって脳死状態にあることが明らかである者以外は，法的脳死判定を行う旨を所轄警察署長に連絡することになっているため，第1回法的脳死判定前に所轄警察署長に連絡がなされているかを確認する。

2 司法解剖が必要な場合，臓器提供は不可能である

- ☑ 死因が外因性の患者が脳死とされうる状態となる可能性がある状況では，警察に連絡のうえ，捜査の方針を確認する。
- ☑ 司法解剖が必要な場合には臓器提供は不可能であるため，家族に臓器提供に関する情報を提供する前に確認しておく必要がある。

3 検視が必要な場合は事前に警察と調整し，円滑に終了できるように準備する

- ☑ 検視は死亡診断後に行うため，脳死下臓器提供を行う場合には，2回目の法的脳死判定終了後となる。
- ☑ 事前に必要な情報のやり取りを行い，必要最低限の確認で検視を終了できるようにする。
- ☑ 必要書類は別途準備する（「準備・必要物品」参照）。
- ☑ 心停止後臓器提供の場合，臓器摘出までの時間を短時間にする必要があるため，より綿密な打ち合わせが必要となる。
- ☑ 検視は，最期に患者と家族だけで過ごすことができる貴重な時間を割くことになるため，円滑に行えるよう協力する。

4 警察と家族が話をする際には，患者・家族ケアチームのスタッフが同席するのが望ましい

- ☑ 警察は捜査の一環として家族に話を聞くことになるため，病院関係者の対応と異なることが多い。
- ☑ 家族の気持ちに配慮した話ができるよう，患者・家族ケアチームのスタッフが同席するのが望ましい。

【参考文献】
1）全国医学部長病院長会議大学病院の医療事故対策委員会：病院に勤務する医師の皆様にご理解いただきたいこと，2018.
2）厚生労働省：臓器移植と検視その他の犯罪捜査に関する手続との関係等について，2010.

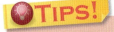

- ☑ 警察が臓器提供のシミュレーションに参加している施設もある。

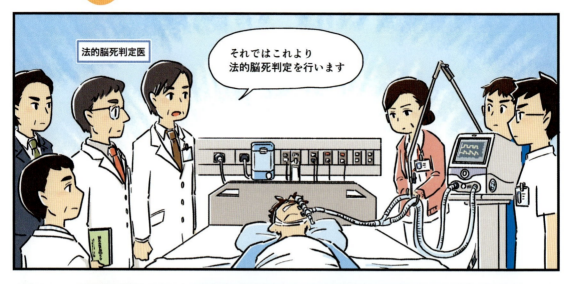
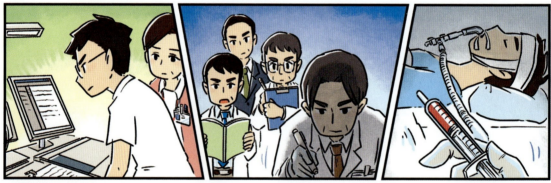
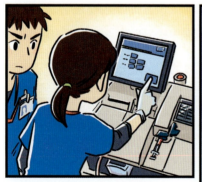
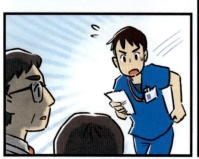
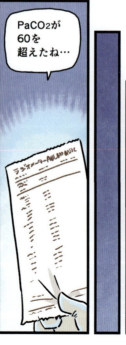
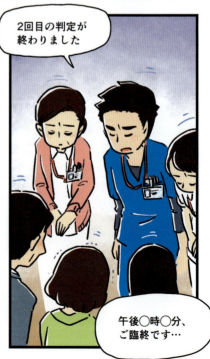

8

法的脳死判定

★

このシーンに参加するスタッフは…

主治医，看護師，法的脳死判定医，臨床検査技師，院内コーディネーター，臓器提供サポートチーム，患者・家族ケアチームなど

MUST！

1. 法的脳死判定にかかわる医師を指名する。
2. マニュアルを準備し，読み上げながら記載どおりに行う。
3. 脳波検査を最初に行う。
4. 血圧・体温を維持する。
5. 家族の立ち会いに配慮する。
6. 事前に法的脳死判定のシミュレーションを行い，具体的な方法を確認しておく。

　実際の法的脳死判定の手順については『法的脳死判定マニュアル』に従う。法的脳死判定では法の行為を行うため，マニュアルどおりに行う必要がある。しかし，マニュアルどおりにやっても見落としがちな点やよくわからない点などが存在するため，ここでは実際に経験したからこそわかるポイントを概説する。

　また，実際の法的脳死判定には家族が付き添うことも多く，決して難しい手技でなくとも緊張を伴う。事前にシミュレーションを行い，具体的な方法を確認しておくことが望ましい。

準備・必要物品

☑ 『法的脳死判定マニュアル』を用意する。マニュアルは，日本臓器移植ネットワークのホームページ上でも公開されている。

☑ 法的脳死判定に必要な物品については，『法的脳死判定マニュアル』の4ページ目に記載されているため，参照のこと。

1 法的脳死判定にかかわる医師を指名する

☑ 法的脳死判定医は，あらかじめ各施設の倫理委員会などで作られたリストから選任する。

☑ 法的脳死判定医2名以上のうち1名は，2回の法的脳死判定両方に参加しなければならない。

☑ 法的脳死判定医2名以上のうち1名は，院外からの支援医師に依頼してもよい[1]。

❽ 法的脳死判定　41

☑ 法的脳死判定医と摘出術時の呼吸・循環管理医は兼任することができない。

☑ 眼科・耳鼻科の診察が必要かどうか判断する。眼球や内耳の損傷，外耳道の問題があると脳幹反射の確認に支障をきたす。

2 マニュアルを準備し，読み上げながら記載どおりに行う

☑ 『法的脳死判定マニュアル』を手元に準備する。

☑ マニュアル読み上げの担当者を置き，法的脳死判定医はその読み上げどおりに判定する。
- ➠ 正確に手技を行うことができる。
- ➠ 参加者全員が理解しながら進めることができる。
- ➠ 立ち会っている家族も理解しやすい。

☑ 記録者は脳死判定記録書に記入しながら進める。

3 脳波検査を最初に行う

☑ 無呼吸テストは最後に行うことが決まっているが，それ以外はどの順番で行ってもよい。

☑ 脳波検査は準備に時間がかかるため，脳波の準備を事前に整えて最初に脳波検査を行うと，判定の時間を短縮できる。

4 血圧・体温を維持する

☑ 法的脳死判定を行う際の血圧，体温が『法的脳死判定マニュアル』に規定されている。

☑ 体温は，深部温での測定が必要である。

☑ 昇圧薬を調整して血圧を維持し，保温に注意する必要がある。

☑ 法的脳死判定を行う間も全身管理を担当する医師がいるとよい。

5 家族の立ち会いに配慮する

☑ 希望があれば，家族は法的脳死判定に立ち会うことができる。

☑ とくに2回目の法的脳死判定は，その終了時刻が死亡時刻となるため，家族の立ち会い希望が多い。

☑ 家族が立ち会う場合は，家族にも理解しやすいように，行っていることを声に出しながら検査を行う。

☑ 立ち会っている家族の心情にも十分配慮して声がけを行う。

6　事前に法的脳死判定のシミュレーションを行い，具体的な方法を確認しておく

☑　法的脳死判定を行う可能性があるスタッフを集め，『法的脳死判定マニュアル』を読み上げながらのシミュレーションを事前に行うとよい。

☑　必要な人員や物品，準備を確認することができる。

☑　実際の判定は家族の前で行うことも少なくなく緊張を伴うため，事前の確認が重要である。

【文　献】※ JOT の資料はホームページから参照可能
1）日本臓器移植ネットワーク：臓器提供に係る質疑応答集（平成 27 年 9 月改訂版），2015，p 21.

TIPS!

☑　時計を合わせておく。

☑　「検証資料フォーマット」を活用する。フォーマットは，日本臓器移植ネットワークのホームページから入手できる。

☑　無呼吸テスト前に，血液ガス検査装置のキャリブレーションを忘れない。

☑　患者にコンタクトレンズが装着されたままになっていないか確認する。

気をつけよう！

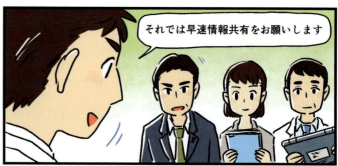
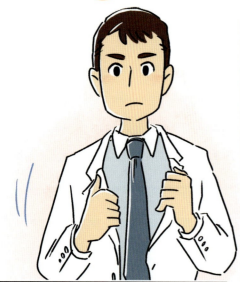
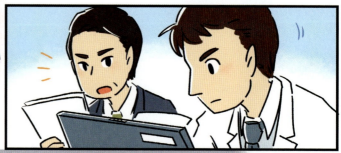
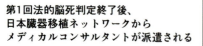
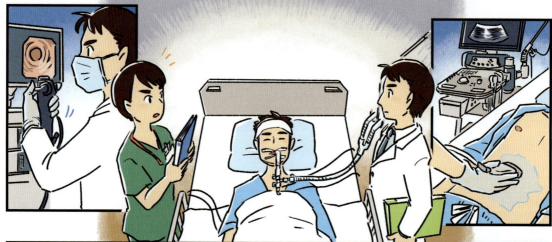
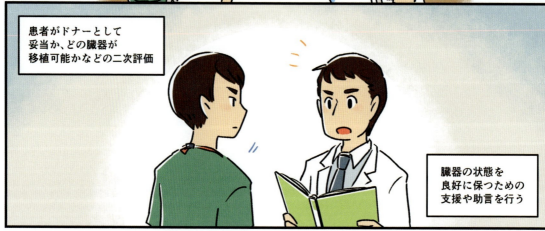

9 メディカルコンサルタントの役割

★★

このシーンに参加するスタッフは…

主治医，集中治療医，看護師，事務スタッフ，臓器提供サポートチーム，院内コーディネーターなど

MUST！

1. MCは，第1回法的脳死判定後に来院する。
2. MCは，NWCo・都道府県Coが使用する部屋で情報収集を行う。
3. MCは，ドナーの評価（二次評価）を行う。
4. MCは，ドナーの管理を支援する。

　脳死下臓器提供において，ドナーの臓器が移植可能かどうかは，移植を行う医師の判断が必要である。また，移植に向けて臓器を少しでもよい状態にすることが移植手術の成功につながり，これは臓器提供を決断されたドナーとその家族の願いを最大限叶えることにもなる。そのために，適切なドナー評価および管理を行うメディカルコンサルタント（以下，MC）を臓器提供施設へ派遣する「メディカルコンサルタント制度」が2002年11月から導入されている。

　MCは十分な移植経験をもつ移植実施施設の医師が務めており，日本臓器移植ネットワークを介して派遣される（図1）。

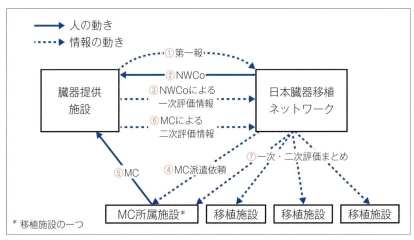

図1　メディカルコンサルタント（MC）にかかわる人と情報の動き

準備・必要物品

- [x] 患者情報（診察記事，検査データ，画像データ，血行動態チャートなど）
- [x] 超音波診断装置
- [x] 気管支鏡

1　MCは，第1回法的脳死判定後に来院する

- [x] 通常，第1回法的脳死判定後に，日本臓器移植ネットワークからMCの派遣要請がかかる。派遣人数は1～3名である（摘出予定臓器や臓器の状態によって変わる）。
- [x] ドナーの状態によっては，提供施設や患者家族の了解のもと，臓器提供承諾後から（すなわち，第1回法的脳死判定前から）MCの介入が可能である。
- [x] 情報収集やベッドサイドでの検査（超音波検査，気管支鏡検査）を行うためにおよそ1～2時間必要となる。

2　MCは，NWCo・都道府県Coが使用する部屋で情報収集を行う

- [x] MCの待機室は，効率よく情報収集できるよう電子カルテを閲覧できる部屋が望ましい。
- [x] ネットワークコーディネーター（以下，NWCo）・都道府県コーディネーター（以下，都道府県Co）の待機室と同室が望ましい。

3　MCは，ドナーの評価（二次評価）を行う

- [x] MCは，一次評価で得られた情報に加え，日本臓器移植ネットワークが定める「DONOR CHART」の項目に基づいて，患者が医学的にドナーとして妥当か，どの臓器が移植可能か，どのようにドナー管理を行えば臓器をよい状態で移植できるか，より多くの臓器を移植できるかについて評価する（図2）。
- [x] MCは各臓器（心臓，肺，肝，膵，腎，小腸）の解剖学的・生理学的評価を行う。「DONOR CHART」の記載内容をチェックして，レシピエント候補が移植を受けるために必要な情報が記載されているか確認する。追加検査が必要な場合はNWCoを通じて依頼がなされる。
- [x] MCは心臓および腹部臓器の超音波検査と気管支鏡検査を行う。
- [x] MCは各臓器が移植に適しているかを決定するために必要な画像を選択し，NWCoは移植施設に画像データを送信する。
- [x] 必要に応じ，移植施設の担当者にドナー評価の情報を説明する。
- [x] 「DONOR CHART」に必要な検査だけでなく，摘出手術開始までの定期的検査（末梢血，生化学，血液ガス，胸部X線検査）をMCとNWCoが相談して依頼する。

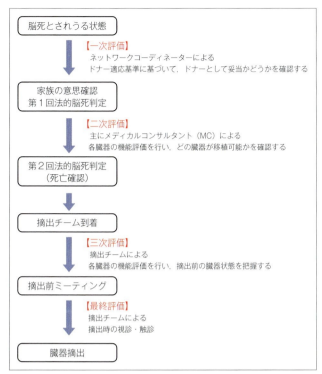

図2 臓器提供とドナー評価の流れ

4　MCは，ドナーの管理を支援する

- ☑ MCは，ドナーの臓器の状態を良好に保ち，移植後の臓器機能をよりよくするための管理を支援する。
- ☑ MCは，ドナー評価で得られた臨床情報（心肺機能，血行動態，使用薬剤，気管支鏡検査所見など）をもとに，臓器提供サポートチームが適切な呼吸・循環管理を行うことができるように助言する。

TIPS!

- ☑ MCは，臓器の二次評価が終了したら病院を離れる。
- ☑ 超音波検査や気管支鏡検査の画像をプリントアウトできるように準備しておく。

気をつけよう！

scene 10

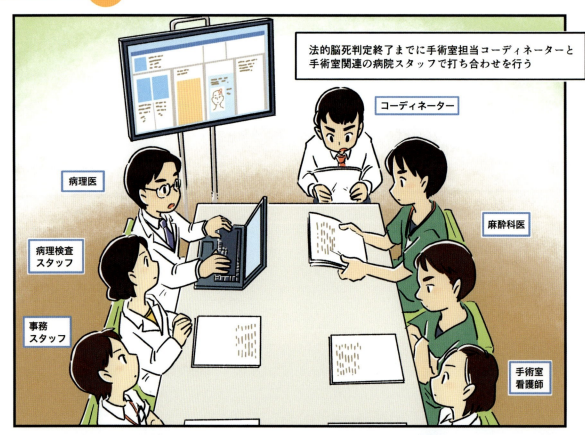

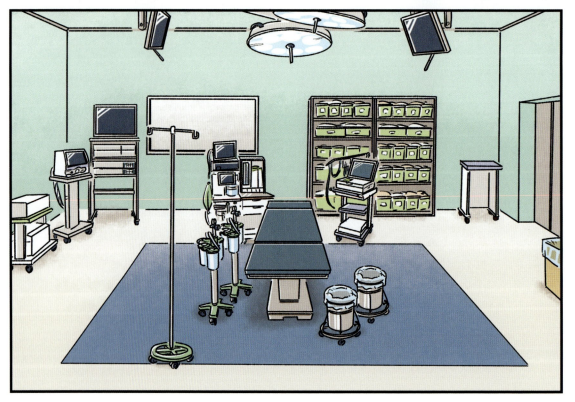

10 手術室の準備

★

このシーンに参加するスタッフは…

麻酔科医，手術室看護師，院内コーディネーター，臓器提供サポートチームなど

MUST！

1. 手術室担当コーディネーターと準備の調整を行う。
2. 摘出術の開始時刻は，臓器の搬送を見越して決定される。
3. 手術室は広い部屋（心臓手術で使用する部屋など）が望ましい。
4. 通常勤務への影響を考慮して病院スタッフを選定する。
5. 必要に応じて術中病理検査を行うことがある。
6. 術後にポータブル X 線撮影が必要である。

　脳死下臓器摘出時刻の設定（臓器提供に関するスケジュール）は，ドナーの医学的状態のみならず，摘出後の臓器搬送手段，臓器提供病院の委員会や主治医，家族の都合，麻酔科や手術室の状況などを考慮して決定していかなければならない。このように多くの不確定要素があるため，できるかぎり早期からスケジュールの調整を行う。ネットワークコーディネーターが家族と面談して承諾した後，早々にこれらを考慮してスケジュール調整に入る必要がある。おおむね第 1 回法的脳死判定後には手術室担当のネットワークコーディネーター（以下，手術室担当コーディネーター）と提供施設の摘出術関連スタッフで，摘出術に関する事前調整および物品確認を行う。

1　手術室担当コーディネーターと準備の調整を行う

☑ 日本臓器移植ネットワークから，手術室担当コーディネーターが派遣される。

☑ 法的脳死判定終了までに，手術室担当コーディネーターと手術室関連の病院スタッフ（下記）で打ち合わせを行う。

　⏩ 麻酔科医（摘出術時の呼吸・循環管理を行う医師）

　⏩ 手術室看護師

　⏩ 病理医，病理検査スタッフ

　⏩ 事務スタッフ

☑ 手術室，人員，物品，院外摘出術スタッフの入室経路，臓器の搬出経路，病理検査の準備などについて打ち合わせをしておく。

⓾ 手術室の準備　49

2 摘出術の開始時刻は，臓器の搬送を見越して決定される

- ☑ 摘出術の開始時刻は，ドナーの全身状態，提供施設の都合，摘出チームの到着予定時刻，摘出後の搬送手段，家族の意向などを考慮しながら決定する。
- ☑ ネットワークコーディネーターが関連機関と協議のうえで調整する。
- ☑ 深夜帯に摘出術を開始して朝方に臓器を搬出するか，朝から摘出術を開始して昼過ぎに臓器を搬出するかの2つのパターンが多い。

3 手術室は広い部屋（心臓手術で使用する部屋など）が望ましい

- ☑ 摘出臓器ごとに摘出チームが入室するため，広い部屋が望ましい。
- ☑ 機材展開用の部屋を別に1～2室準備する。
- ☑ 準備物品を**表1**にまとめた。

表1　摘出術時の準備物品

器械・衛生材料

- ・麻酔器，モニター：各1台
- ・吸引器：3～4台（10 L以上）
- ・電気メス：2台
- ・器械台：3台（3枚板程度）
- ・ワゴン：摘出予定臓器数
- ・点滴スタンド：摘出予定臓器数＋3本（ドナー管理用に使用するもの）
- ・除細動器：1台
- ・除細動用パッド＋清潔パドル
- ・ペースメーカー：1式（滅菌済ワニロクリップリード）
- ・バケツ：2個（臓器灌流後排液を入れる）
- ・ライトハンドル（ライトハンドルカバー）
- ・輸液加温器：1～2台（輸血・輸液用）
- ・保温マット，L字（離被架）
- ・氷（臓器搬送用）：バケツ2～3杯程度（未滅菌でよい）
- ・滅菌シャーレ（肝病理用）
- ・肩枕（開胸時）
- ・手指消毒物品（ブラシ，タオル，消毒液）一式：摘出予定臓器数×3名分
- ・その他，不足した際の衛生材料
- ・滅菌ベースン：摘出予定臓器数

薬　剤

- ・筋弛緩薬
- ・輸液
- ・赤血球濃厚液10単位：400 ml×5
- ・5%アルブミン製剤：250 ml×10本
- ・イソジン®（ポピドンヨード液）
- ・ハイポアルコール®（チオ硫酸ナトリウム水和物・エタノール液）

4　通常勤務への影響を考慮して病院スタッフを選定する

- ☑ 術中の呼吸・循環管理を担う医師は，手術室を熟知した臓器提供施設の麻酔科医が望ましい。
- ☑ 摘出術の呼吸・循環管理医は法的脳死判定医と兼務することはできない。
- ☑ 提供施設で呼吸・循環管理医が確保できない場合には，日本臓器移植ネットワークに相談する。
- ☑ 外回り看護師（2名）は，手術室を熟知した臓器提供施設の看護師が望ましい。
- ☑ 摘出術の準備や当日の業務だけでなく，摘出日の通常手術の状況を考慮してスタッフの勤務を調整する必要がある。
- ☑ 従事したスタッフには，必要に応じてメンタルケアを考慮する。

5　必要に応じて術中病理検査を行うことがある

- ☑ 術中に病理診断や細菌検査を行うことがあるため，病理医と臨床検査技師は執刀から摘出術終了まで待機していることが望ましい。
- ☑ 病理医が確保できない場合，臨床検査技師がプレパラートを作成し，摘出チームが評価する。

6　術後にポータブルX線撮影が必要である

- ☑ 摘出術終了時，摘出術で用いた器材の体内遺残の有無を確認するために，胸部および腹部のX線撮影を行う。
- ☑ 診療放射線技師に事前に連絡をしておく。

【参考文献】 ※ JOT の資料はホームページから参照可能
1) 平成22年度厚生労働科学研究費補助金厚生労働科学特別研究事業「臓器提供施設における院内体制整備に関する研究」臓器提供施設のマニュアル化に関する研究班：臓器提供施設マニュアル，2011.
2) 日本臓器移植ネットワーク臓器提供施設委員会監：臓器提供施設の手順書（第2版），2014.

TIPS!

- ☑ 摘出術の開始時と終了時には，病理スタッフへの連絡を忘れない。
- ☑ 摘出術に対応する手術室担当のスタッフを，院内コーディネーターや臓器提供サポートチームに配置することが望ましい。

気をつけよう！

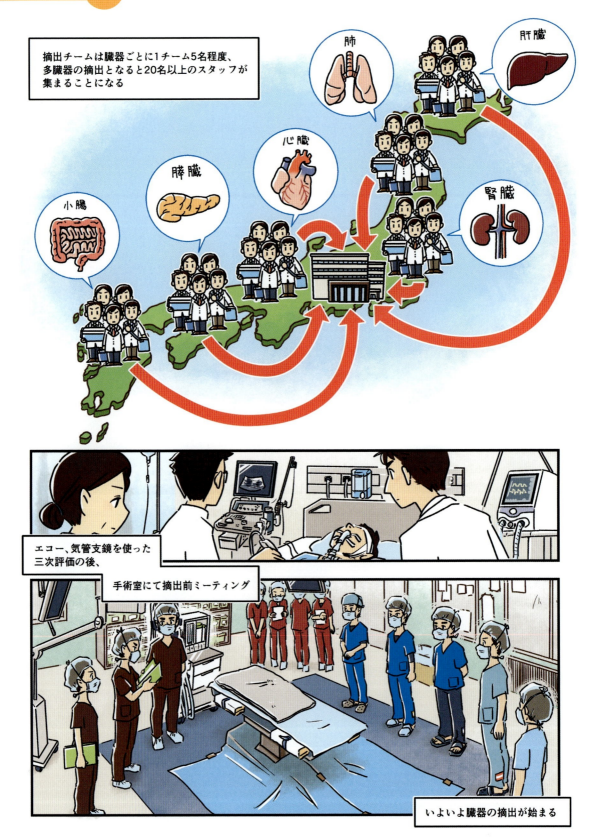

11 摘出チームへの対応

★★

このシーンに参加するスタッフは…

主治医，麻酔科医，看護師，院内コーディネーター，事務スタッフ，臓器提供サポートチームなど

MUST！

1. 摘出チームの待機室を確保する。
2. ドナーを診察するための情報を準備する。
3. 三次評価のための物品を準備する。
4. ドナー入室前に，手術室で摘出前ミーティングを行う。

　摘出チームは，臓器ごとに1チームあたり5名程度で来院する。そのため，多臓器摘出の場合には20名以上のスタッフが提供施設に集まることになる。また，1チームあたりスーツケース2～3個およびクーラーボックス1～2個を持参する。

　摘出チームが提供施設に到着したら，施設の前でネットワークコーディネーター（以下，NWCo）が摘出チーム派遣人員リストと照合し，待機室に案内する。NWCoが各摘出チームの担当者をドナー入院病棟へ案内し，担当医の許可のもとで摘出チームがドナーの診察（三次評価）を行う。

　ドナーが手術室に入室する約1時間前に，NWCoと摘出チームは手術室にて摘出の準備（術前の器材カウントなど）を行う。また，ドナー入室前には手術室で摘出前ミーティングを行う。

1 摘出チームの待機室を確保する

☑ 待機室は手術室に近い場所が望ましい。
☑ 摘出予定臓器数×4～5名と持参する資器材を置くことができるスペースを準備する。
☑ 可能であれば，ドナー診察前にドナー情報を閲覧できるように，電子カルテ端末がある部屋が望ましい。

2 ドナーを診察するための情報を準備する

☑ ドナーの直近の状態（バイタルサインの変化，カテコラミンの投与量など）を摘出チームに報告する。
☑ 患者情報はNWCoから事前に伝えられている。

⓫ 摘出チームへの対応　53

3 三次評価のための物品を準備する

☑ 摘出チームが行う三次評価の際に使用する超音波診断装置や気管支鏡を準備しておく。

4 ドナー入室前に，手術室で摘出前ミーティングを行う

☑ 摘出チームの代表者，提供施設の摘出手術関係者，手術室担当コーディネーターが集まって
　ミーティングを行う。

☑ 可能なかぎり提供施設の責任者も出席する。

【参考文献】 ※ JOT の資料はホームページから参照可能
1) 平成 22 年度厚生労働科学研究費補助金厚生労働科学特別研究事業「臓器提供施設における院内体制整備に関する研究」臓器
　提供施設のマニュアル化に関する研究班：臓器提供施設マニュアル，2011.
2) 日本臓器移植ネットワーク臓器提供施設委員会監：臓器提供施設の手順書（第 2 版），2014.

TIPS!

☑ 摘出チームは，自施設に帰った後に引き続き移植術や術後管理を行うことが多いため，摘
　出術の待機時に休憩できる場所の確保を検討する。

気をつけよう！

scene 12　　　　　　　　　このシーンについて詳しく…▶▶

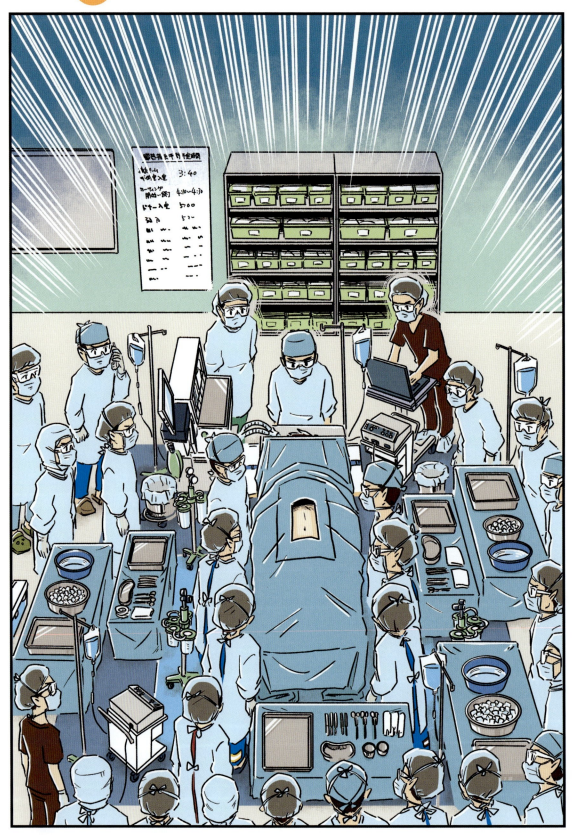

56　⓬ 摘出術

12 摘出術 ★

> **このシーンに参加するスタッフは…**
> 麻酔科医，手術室看護師，病理医，臨床検査技師，院内コーディネーター，事務スタッフ，臓器提供サポートチームなど

> **MUST！**
> 以下のような，摘出術の各段階での必要事項を把握しておく。
> 1. ドナー入室前の確認
> 2. 摘出前ミーティング
> 3. ドナー入室から執刀まで
> 4. 執刀から大動脈遮断まで
> 5. 大動脈遮断から心臓摘出まで
> 6. 肺摘出
> 7. 腹部臓器摘出
> 8. 眼球摘出
> 9. 閉創
> 10. ドナー退室

　摘出術は，患者によって前後はあるものの，ほぼ予定どおりの時間経過で進行する。ここでは，摘出術の時間経過に沿って，行うべきことや注意点を概説する。

　脳死下臓器提供を行う際には数名のネットワークコーディネーターが派遣され，そのうち1名は手術室を担当するため，この担当者と相談しながら進めるとよい。なお，初めて摘出術を行う際には，解説用の冊子（「脳死下臓器提供における手術室対応」以下，冊子）が提供される。日本臓器移植ネットワークのホームページ上にも動画での解説があるため，参照されたい。

各人員の役割

- ☑ 麻酔科医（1名以上）：摘出術中の呼吸・循環管理を行う（ドナーの法的脳死判定にはかかわらない医師）。
- ☑ 間接介助看護師（2名以上）：摘出術中の外回り業務を行う（直接介助は摘出チームが行う）。
- ☑ 病理診断医（1名）：摘出された臓器の適応評価のための病理検査を行う。
- ☑ 病理検体の搬送者（1名）：病理部への検体の搬送と臓器摘出チームの誘導を行う。

- ☑ 臨床検査技師（0〜1名）：病理標本の作成を担当する。
- ☑ 診療放射線技師（1名）：摘出器材の体内遺残確認のため，術後に胸腹部 X 線撮影を行う。
- ☑ 臨床工学技士（0〜1名）：手術にかかわる資器材，モニターの整備などを行う。

1 ドナー入室前の確認

- ☑ 内頸静脈に CV ラインが入っている（術中に引き抜くため浅めでよい）。
- ☑ 太い末梢ルートが最低2本ある。
- ☑ 動脈ラインがある（術中は上肢が体側固定となるため，その状態で採血できるようにする）。
- ☑ 胃管が入っている。
- ☑ 入室前に抗菌薬が投与されている。
- ☑ 手術室の室温を高めに設定する。
- ☑ 濃厚赤血球10単位，5%アルブミン10本を準備する。

2 摘出前ミーティング

- ☑ 摘出前ミーティングは，手術室内で行う。
- ☑ ミーティングで確認すべきことは以下のとおりである。
  - ▶ 提供施設・摘出チームの紹介
  - ▶ ドナーに関する事項（身長，体重，血液型，経過など）
  - ▶ 摘出予定臓器，摘出スケジュール
  - ▶ 摘出手技
  - ▶ 摘出術中の呼吸・循環管理
  - ▶ 臓器の搬送方法，臓器搬送者
  - ▶ 閉胸・閉腹担当者
  - ▶ 摘出器材カウントの徹底
  - ▶ 礼意の保持
  - ▶ 情報公開，個人情報の取り扱い
  - ▶ 手術室使用に関する注意事項

3 ドナー入室から執刀まで

- ☑ 慎重にベッド移動を行う。
  - ▶ 脳死状態のドナーは体位変換により血圧が変動しやすい。
  - ▶ ラインやチューブ類の事故抜去がないようにする。
- ☑ 手術室のモニターを装着し，人工呼吸器に接続する。
  - ▶ 肺の摘出がある場合は，高濃度酸素の使用を避ける（PaO_2 100〜150 mmHg 程度）。

- [x] 除細動用のパッドを貼付し，除細動器に接続する。対極板を貼付する（貼付位置は日本臓器移植ネットワークのホームページもしくは冊子を参照のこと）。
- [x] CV ラインの固定糸を切ってテープで固定する。必要時までは絶対に抜けないようにする。
- [x] 中枢温をモニターする。加温マットなどを使用して低体温を防止する。
- [x] メチルプレドニゾロン（mPSL）1 g（摘出チームが持参）と筋弛緩薬を投与する。腸間膜牽引症候群の予防にロピオン® を投与する。
- [x] 手術準備が整った後，全員で黙祷する。

4 執刀から大動脈遮断まで

- [x] 胸腹部正中切開を行う
  - ▶ 胸骨切開時に脊髄反射で血圧の上昇を認めるが，開胸後には血圧が低下しやすいためそのままでよい。
  - ▶ 原則として，吸入麻酔薬，麻薬は使用しない。
- [x] 臓器灌流が保たれる血圧を維持する。
  - ▶ 血圧低下時には，赤血球濃厚液かアルブミンの投与で対応する。
  - ▶ 脳死者の場合，心拍が速くなってからではすでに血圧が下がっていることが多いため，心拍数ではなく血圧をみながら管理する。
  - ▶ 臓器血流の維持と，臓器保存液が一様に灌流されるために，末梢血管を収縮させるような薬剤（アドレナリン，ノルアドレナリンなど）は使用しない。
- [x] 各臓器の剝離，視診と触診による評価，肝の病理診断を行う。
  - ▶ 検体を病理部へ搬送し，肝摘出チームの医師を誘導する。
  - ▶ 肺の評価のため，気管内吸引後に 100％酸素で換気後，血液ガス分析を依頼されることがある。採血後は酸素をもとの濃度まで下げる。
- [x] すべての臓器の摘出準備が整った時点で，ヘパリン（摘出チームが持参）を投与する。
- [x] ヘパリン投与後，バソプレシンの投与を中止する。
- [x] 各臓器の灌流用のカテーテルが挿入される。
  - ▶ 血圧が下がることがあるため注意する。
  - ▶ 右肺の摘出がある場合には，下大静脈に腹部臓器の還流血脱血用のカテーテルを挿入する。
- [x] 肺摘出チームにより，肺動脈本幹の灌流用カテーテルからプロスタグランジン E（摘出チームが持参）が投与される。
  - ▶ 血圧が低下するが，昇圧はしなくてよい。
- [x] CV ラインの抜去を依頼される。
- [x] 上大静脈を結紮し，下大静脈遮断後に切開する。
- [x] 大動脈を遮断する。

5 　大動脈遮断から心臓摘出まで

- ☑ すべての薬剤，輸液の投与を中止する。
- ☑ 肺の摘出がない場合，人工呼吸を終了する。
- ☑ 肺の摘出がある場合には，人工呼吸を継続する。
- ☑ 保温を終了し，冷却に切り替える。
- ☑ 心臓を摘出する。
- ☑ 摘出された臓器は，処置後パッキングを行い，随時搬送となる。
  - ▶▶ 臓器搬送医師の誘導を行う人員を確保しておく。

6 　肺摘出

- ☑ 挿管チューブを少し引き抜き，肺を膨らませた状態で気管を遮断して，切離する。
- ☑ 人工呼吸を終了する。この時点で呼吸・循環管理は終了となる。

7 　腹部臓器摘出

- ☑ 必要な腹部臓器（小腸，肝，膵，腎の順）が摘出される。
  - ▶▶ 腹部臓器は一塊に摘出されることもある。
  - ▶▶ とくに膵と腎は一塊にて摘出されることが多い。
- ☑ 膵摘出前に指示があれば，胃管を十二指腸まで進めて，薄めたイソジン®液（摘出チームが持参）を注入した後に，胃管を抜去する。
- ☑ 血管グラフトが必要な場合には，採取を行う。

8 　眼球摘出

- ☑ 摘出する眼科医は摘出前ミーティングに参加していないことが多いため，眼科医の来院時期などについてネットワークコーディネーターに確認する。

9 　閉　創

- ☑ 各摘出チームの残りメンバーにより，閉創と，持参した器材のカウントが行われる。

10　ドナー退室

- ☑　点滴ライン，チューブ類は抜去する。
- ☑　胸腹部 X 線撮影を行って，摘出器材などの遺残がないことを確認する。
- ☑　黙祷後，ドナー退室。
- ☑　ネットワークコーディネーターに麻酔記録のコピーを提出する。

TIPS!

- ☑　摘出術が終了し，病理検体が出ないことが確定したら，病理検査室に連絡する。
- ☑　提供施設が手術機材を提供する場合は，事前に術者と手術室担当コーディネーターに確認しておく必要がある。
- ☑　血圧が不安定な場合の対処については，麻酔科医と心臓摘出チームで協議しておく。
- ☑　摘出術後には，担当した麻酔科医や手術室看護師の心理状態のフォローも行う。

気をつけよう！

⑫ 摘出術　61

scene 13

このシーンについて詳しく…▶▶

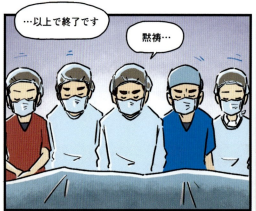
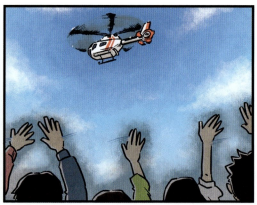
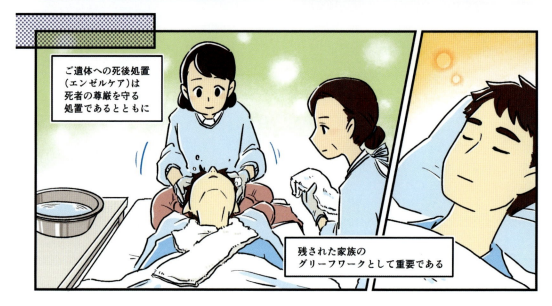

TIPS!

- ☑ 家族とともにエンゼルケアを行うことで，医療者のグリーフワークにもつながることがある。
- ☑ 臓器提供施設と移植施設が同じ場合には，動線に注意する。

気をつけよう！

⓭ お見送り

13 お見送り

このシーンに参加するスタッフは…

主治医，看護師，院内コーディネーター，患者・家族ケアチーム，臓器提供サポートチームなど

MUST！

1. 家族が搬出される臓器のお見送りを希望することがある
2. 家族が遺体と対面したときの心情に配慮して死後の処置を行う

　臓器提供にかかわる医療関係者は，臓器提供者の家族への支援を忘れてはならない。臓器摘出後の臓器のお見送りや遺体のお見送りでは，礼意を失わないようとくに注意する[1)2)]。

1　家族が搬出される臓器のお見送りを希望することがある

- ☑ 手術室とコーディネーターで連携し，手術室から臓器提供施設の出口までの経路と時間を十分に検討しておく。
- ☑ 摘出チームを含めた医療従事者は，家族の心情を十分に理解し，言動に注意する。
- ☑ 臓器が無事移植施設へ向けて搬出された旨を家族に説明することが望ましい。

2　家族が遺体と対面したときの心情に配慮して死後の処置を行う

- ☑ 遺体への死後処置（エンゼルケア）は，死者の尊厳を守る処置であるとともに，残された家族のグリーフワークとして重要である。処置を行う医療従事者，家族の希望，手順，物品などを確認しておく。
- ☑ 臓器提供後の故人と家族との面会の場所をあらかじめ決定し，コーディネーターと打ち合わせしておく。
- ☑ 臓器提供施設関係者とコーディネーターは，故人のお見送りに参列することが望ましい。

【参考文献】※マニュアルは JOT のホームページから参照可能
1) 平成 22 年度厚生労働科学研究費補助金厚生労働科学特別研究事業「臓器提供施設における院内体制整備に関する研究」臓器提供施設のマニュアル化に関する研究班：臓器提供施設マニュアル，2011．
2) 臓器の移植に関する法律第八条（礼意の保持）．

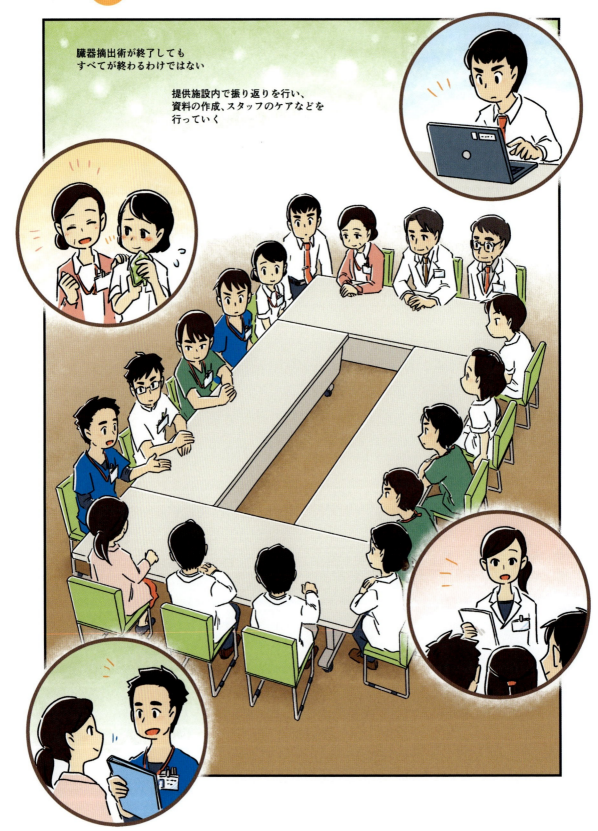

14 臓器提供終了後

★

このシーンに参加するスタッフは…

主治医，看護師，事務スタッフ，院内コーディネーター，患者・家族ケアチーム，
臓器提供サポートチームなど

MUST！

1. 病理解剖の選択肢があることを家族に伝える。
2. 保険診療と保険外診療に分けて請求する。
3. 日本臓器移植ネットワーク経由で移植施設からの問い合わせが寄せられる可能性がある。
4. 施設内で振り返りを行うとよい。
5. 厚生労働省に提出する検証資料の作成は，できるかぎり早期に行う。

　臓器提供にかかわる業務は，摘出術が終了したらすべてが終わるわけではない。ここでは，終了後の必要事項について説明する。

1　病理解剖の選択肢があることを家族に伝える

☑ 主治医から家族へ病理解剖の説明を行う。
　⟫ ドナーの死因は病理解剖によりいっそうの原因究明が可能であり，家族の希望がある場合は対応すべきである。
　⟫ 日本病理学会は，病理解剖が必要な場合の具体例として「臓器移植のドナー（臓器提供者）」をあげている[1]。
☑ 家族から病理解剖の希望があった場合には，主治医から病理医へ連絡する。臓器摘出術のスケジュールがすでに決定していれば，あわせて病理医へ情報提供する。

2　保険診療と保険外診療に分けて請求する

☑ 死亡退院（第2回法的脳死判定確定後の死亡確認）までは保険診療となる。通常どおり医事部門で算定し，家族へ請求する。
☑ 死亡退院時の電子カルテの切り替えに留意する。病院ごとの判断で，保険の扱いのみ切り替え，引き続き電子カルテ上で記録を残すことは可能である。
☑ 都道府県コーディネーター・ネットワークコーディネーターが「脳死判定承諾書」「臓器摘出承

⓮ 臓器提供終了後　65

諾書」に家族の署名をもらったタイミングで医事部門・診療録管理部門と情報共有を行い，移植医療にかかわる「保険カテゴリー」を作成しておく。死亡確定前の移植医療関連オーダー時は，オーダーごとにこの「保険カテゴリー」に切り替える。

☑ 死亡確認後の病棟管理および臓器摘出術にかかる費用は保険外診療となり，家族への請求は発生しない。

☑ 提供施設は，日本臓器移植ネットワーク（以下，JOT）より提示される雛形に沿って合意書（会計処理を，JOT が定める「臓器移植費用配分規程」および「同細則」に基づいて行うことへの同意に関する書式）を作成する。

☑ 規程および細則に基づく費用計算は JOT が行い，提供施設へ示される。

☑ JOT から提供施設への費用支払は，移植手術の関係者などともやり取りが必要であるため，最終的には 2〜3 カ月後になることが多い。

③ 日本臓器移植ネットワーク経由で移植施設からの問い合わせが寄せられる可能性がある

☑ 移植手術後のレシピエントの診療経過中にドナーの情報が必要になった場合は，適宜 JOT 経由で提供施設へ問い合わせが入る。

☑ JOT は，ドナー情報の提供に関する包括的同意を家族から得ているため，提供施設がドナー情報を JOT へ提供しても，個人情報保護の観点上問題はない。

☑ 移植手術後のレシピエントの経過報告は，適宜 JOT を通して連絡がある。

④ 施設内で振り返りを行うとよい

☑ 悲嘆の深い家族のグリーフケアと相まって，時に一部病院スタッフが精神的負担を感じることがある。施設内での振り返りはこのようなスタッフに対する負担体験の緩和を期待できるメンタルケアの効果もある。

☑ 提供施設は，臓器提供サポートチームを中心に関係者のスケジュール調整を行ったうえで，できるかぎり早期に院内で事後の振り返りを行う。

☑ 主治医，病棟，脳死判定，手術室および臓器提供サポートチームなどがそれぞれの立場で発言する。

☑ 提供施設からの要望があれば，JOT は施設内での振り返りにも参加する。

⑤ 厚生労働省に提出する検証資料の作成は，できるかぎり早期に行う

☑ 提供施設は，ドナーおよび臓器提供の検証資料を厚生労働省へ提出しなければならない。

☑ 具体的な提出時期については後日厚生労働省から連絡が入るが，主治医の異動などにより作成困難となることを避けるため，臓器提供後できるかぎり早く作成しておくことが望ましい。

　▶▶ 書式は JOT のホームページよりダウンロード可能である。

- ☑ 検証資料フォーマットとは別に，厚生労働省への提出用に以下も準備する。
    - ▶▶ 提供施設の脳死下臓器提供マニュアル（あれば）
    - ▶▶ 脳死判定記録書（写）
    - ▶▶ 脳死判定の的確実施の証明書（写）
    - ▶▶ 臓器摘出承諾書（写）
    - ▶▶ 画像検査結果（可能であれば電子媒体で）
    - ▶▶ 脳波検査結果（可能であれば電子媒体で）
    - ▶▶ 血液検査結果時系列
    - ▶▶ 病棟での診療経過表（グラフだけでなく，数値での確認が可能な書式を添える）

【文　献】
1）日本病理学会ホームページ：病理解剖について；病理解剖が必要な場合（具体例），2015.

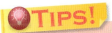

- ☑ 検証資料フォーマットは，臓器提供の過程が進行している最中から記載しておくとよい。
- ☑ 振り返りの際は終末期となりうる患者のリスト（2「終末期患者の把握」p.10 参照）を参考に，搬送時から臓器摘出までの過程を検討するとよい。

MEMO

Appendix

小児患者の場合の注意点

MUST!

1. 小児特有の注意点に留意し，成人の手順と同様に進める。
2. 臓器提供に関連する法規に示される「児童」の定義に従った判断を行う。
3. 虐待の疑いの有無の確認は，日常臨床での施設判断と同様に行う。
4. 「有効な意思表示が困難となる障害」に関する判断について指針はなく，診療過程において主治医などが行った判断が基調とされる。
5. 小児の急性期重症患者・家族ケアの経験が豊富なスタッフの参加を要する。
6. 小児例を想定したシミュレーションを行う。

　小児患者における脳死下臓器提供の手順は，基本的に成人患者からの臓器提供におけるものと大きな相違はないが，小児特有の注意点に留意して実施される必要がある。もっともよく知られる注意点として，①患者に知的障害がないこと，②原疾患が虐待によるものではないことを確認する必要がある。

　臓器提供における虐待の有無の診断は，日常臨床における診断と同様に行う。ただし現在は，虐待防止委員会などの体制整備がなされていない施設では小児患者からの臓器提供は実施できない。

1　小児特有の注意点に留意し，成人の手順と同様に進める

- ☑ 脳死判定は，『法的脳死判定マニュアル』[1])の記載に従って実施されなくてはならない。
- ☑ 6歳未満の脳死判定において成人と異なる点を**表1**[1])に示す。

2　臓器提供に関連する法規に示される「児童」の定義に従った判断を行う

- ☑ 虐待児への対応は児童福祉法に準ずるため，18歳未満を「児童」と定義して判断がなされる。
- ☑ 患者本人の臓器提供に関する意思表示の有効性は，民法において15歳をもって意思表示が可能と定められている。
- ☑ 一般事務手続きを含め，臓器提供に関する家族承諾については，社会通念上の成人の定義を用いており，20歳まで必要とする。
- ☑ 『法的脳死判定マニュアル』内にも，年齢に沿って血圧の正常下限が設定されている（**図1**）[1])。

表1 6歳未満の脳死判定において成人と異なる点

年齢	生後12週間（在胎40週未満は予定日から12週間）未満を除外
体温	6歳未満：直腸温35℃未満を除外
判定間隔	6歳未満：24時間以上
収縮期血圧	1歳未満：65 mmHg 以上 1歳以上13歳未満：（年齢×2）+65 mmHg 以上 13歳以上：90 mmHg 以上
脳波	乳児：電極間距離は5 cm 以上が望ましい
前庭反射	6歳未満：氷水の注入量は25 ml とする
無呼吸テスト	6歳未満：Tピースを用いて6 L/min の100％酸素を流すなどの方法がある

〔文献1）をもとに作成〕

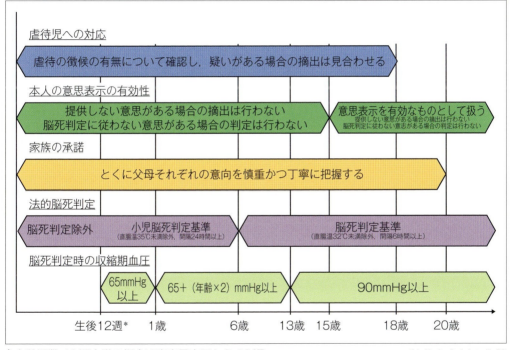

* 在胎週数40週未満の場合は出産予定日から12週 〔文献1）をもとに作成〕

図1 改正臓器移植法のガイドラインにおける提供者の年齢による取り扱い

3 虐待の疑いの有無の確認は，日常臨床での施設判断と同様に行う

☑ 改正臓器移植法の附則第5において，虐待を受けた児童が死亡した場合には，当該児童から臓器が提供されることのないようにすることが求められている。
　▶ 虐待の疑いの有無を判断する一律の基準はなく，日常臨床での施設判断と同様に行う。
　▶ そのため，虐待の徴候が認められず，必要な院内体制のもとで所定の手続きを経た場合，「虐待が行われた疑いはない」と判断して差し支えない。

- [ ] 『「臓器の移植に関する法律」の運用に関する指針（ガイドライン）』では，虐待があるかどうかについて，外部の機関への照会を行うことまで求めてはいない。
  - ⏩ ただし，関連機関との情報交換により何らかの情報が得られた場合には，それらをあわせて虐待の有無の判断を行うことが望ましい。
  - ⏩ 医療施設と児童相談所や警察署など関連機関との連携は，日常臨床の虐待診断を通して円滑に進められる性質のものである。
- [ ] 臓器提供の際には，適切な虐待対応の手続きを経ていることが倫理委員会などにより確認され，臓器摘出の可否が判断される。
- [ ] 倫理委員会などの名称や構成，委員数などについて特段の要件はない。

4 「有効な意思表示が困難となる障害」に関する判断について指針はなく，診療過程において主治医などが行った判断が基調とされる

- [ ] 『法的脳死判定マニュアル』における「臓器提供に関する有効な意思表示が困難となる障害を有する者」について判断するための指針は存在しないため，主治医などが個別の事例に応じて判断した結果が基調となる。
  - ⏩ 例えば，無脳症は明らかに有効な意思表示が困難な疾患に該当し，臓器摘出を見合わせると明記されている。
  - ⏩ 知的障害者であることについても，「主治医等が家族等に対して病状や治療方針の説明を行う中で，家族や，かかりつけ医等の証言を得ること」を通して確認されるべきものであり，主治医が診療過程において行った判断が基調となる。
- [ ] 精神疾患については，個々の患者の病勢に応じた判断が必要であるが，精神科病院に入院中・通院中であることをもってただちに意思表示が困難な状態とする必要はない。
- [ ] 先天性中枢神経疾患を有する小児患者についても，疾患を有することをもってただちに意思表示が困難な状態とされることはなく，「主治医等が家族等に対して病状や治療方針の説明を行う中で，家族や，かかりつけ医等の証言」を得て確認される。

5 小児の急性期重症患者・家族ケアの経験が豊富なスタッフの参加を要する

- [ ] 救急搬送から集中治療において
  - ⏩ 搬入時から患者家族の動揺はきわめて大きい。家族の心理的負担に寄り添える専従スタッフを配置する。
  - ⏩ 入院に必要な事務説明や治療行為に関する説明などを丁寧に行い，確かな理解が得られるようにする。
  - ⏩ メディカルソーシャルワーカー（MSW）などは，家族の悲嘆の度合いや説明の理解について評価し，医療スタッフと共有する。

- ☑ 脳死とされうる状態の判断から法的脳死判定の実施において
  - ▶ 家族が病状に関する説明を正しく理解していると評価した後，誠意ある態度をもって家族の意向を汲み上げる。
  - ▶ 治療者と家族は情報を共有し，合意形成に至るよう問題解決を図る。
  - ▶ 繰り返し話し合いの機会を設け，臓器提供の意思を表示された場合には，否定することなく受容し，家族の意思を最大限実現できるよう努力を払う。
- ☑ 摘出術の開始からお見送りまで
  - ▶ グリーフケアを十分行えるように計画を立てる。臓器提供への判断が拙速となり，家族の心情を損ねないように注意を払う。
  - ▶ 家族が待機して休息をとるため，快適な空間やアメニティーを提供し，適切な環境の確保に努める（写真の挿入を考慮）。
  - ▶ あらゆる家族ケアを最優先とし，提供後の遺体の扱いについては礼節と畏敬をもって臨む。
  - ▶ 提供の意思が取り下げられた場合も，家族ケアには十分な配慮が及ぶようにする。

6 小児例を想定したシミュレーションを行う

- ☑ 小児の脳死下臓器提供を想定したシミュレーションは必須の条件ではない。
- ☑ しかし，施設固有の問題点を把握し，実情に即した対策を講ずるために有用な機会である。
- ☑ 病院機能評価の受審などさまざまな機会を利用して，臓器提供のための体制整備を実現する努力が強く求められる。

【文　献】※マニュアルは JOT のホームページから参照可能
1) 平成 22 年厚生労働省科学研究費補助金厚生労働科学特別研究事業「臓器提供施設における院内体制整備に関する研究」臓器提供施設のマニュアル化に関する研究班：法的脳死判定マニュアル，2011.

【参考文献】
1) 平成 21 年度厚生労働科学研究費補助金（厚生労働科学特別研究事業）「小児の脳死判定及び臓器提供等に関する調査研究」報告書.
2) 平成 22 年度厚生労働科学研究費補助金厚生労働科学特別研究事業「臓器提供施設における院内体制整備に関する研究」臓器提供施設のマニュアル化に関する研究班：臓器提供施設マニュアル，2011.
3) 日本臓器移植ネットワーク臓器提供施設委員会監：臓器提供施設の手順書（第 2 版），2014.
4) 国立成育医療研究センター成育医療研究開発費「小児肝移植医療の標準化に関する研究」分担研究報告書「脳死下臓器摘出における虐待の判別」（研究分担者：奥山眞紀子）：脳死下臓器提供者から被虐待児を除外するマニュアル.
5) 厚生労働省：臓器提供手続に係る質疑応答集（平成 27 年 9 月改訂版）.

Appendix 2

心停止後臓器提供への対応

MUST!

1. 心停止後臓器提供では，脳死診断を経ない場合も提供可能である。
2. 家族対応や全身管理について，脳死下臓器提供と異なる部分がある。
3. 心停止後臓器提供では，終末期における倫理的対応が重要である。

　脳死下臓器提供の場合，法的な脳死判定を行って脳死状態であることを確認する必要があるが，心停止後臓器提供の場合その限りではない。高度な治療を施すも予後が不良な状態，もしくは蘇生不能な状態において脳死とされうる状態でなくとも，心停止後の提供が可能である。

　すなわち臓器提供では，脳死下臓器提供と心停止後臓器提供という異なる2つの提供の流れがあり，最初から心停止後臓器提供の場合と，脳死下臓器提供へと進んで途中から心停止後提供となる場合がある。医療者からの選択肢や本人意思・家族の希望により，臓器提供についての同意（承諾）が得られて臓器提供が可能となる。

　心停止後臓器提供で提供可能な臓器は，角膜（眼球），腎，膵である。

　なお，ここでいう「終末期」は，『救急・集中治療における終末期医療に関するガイドライン』に記載されている「救急・集中治療における終末期」についてである。

1　心停止後臓器提供では，脳死診断を経ない場合も提供可能である

☑ 心停止後臓器提供となる症例は，以下のとおりである。
- ➡➡ 脳死とされうる状態と判断される者の法的脳死判定が不可能な場合（2「終末期患者の把握」p.10 参照）。
- ➡➡ 脳死とされうる状態と判断されるが，患者・家族が脳死下ではなく心停止後臓器提供を望まれる場合。
- ➡➡ 適切な治療が行われたにもかかわらず予後不良，もしくは蘇生不能な状態（脳死とされうる状態でなくてもよい）である場合。

☑ 臓器提供の適応は，脳死下臓器提供と同様である（2「終末期患者の把握」p.10 参照）。
- ➡➡ 心停止後であると臓器の血液灌流が悪い時間が生ずるため，移植医の判断も必要である。

☑ 心停止後臓器提供の流れは，以下のとおりとなる。
- ➡➡ 患者が終末期にあると判断した場合，臓器提供の希望があるかどうかを確認し，患者の状

態によってどの臓器が提供できるのかを確認する。

▶▶ 家族に心停止後臓器提供に関する希望を確認する際，臓器保護のための前処置として腎灌流用カテーテルの留置とヘパリン投与の承諾を得る場合と，得ない場合で対応が異なるため注意する（**図1，2**）。

▶▶ 心停止に至るタイミングは個人差があるため，摘出チームの待機が長時間続くことがある。

▶▶ 心停止後臓器提供では，心停止から臓器摘出までに十分な時間をとることができない。そのため，検視が必要な場合には，事前に警察との十分な打ち合わせが必要である。また心停止後の家族の面談も制限されるため，十分な家族説明が必要である。

2 家族対応や全身管理について，脳死下臓器提供と異なる部分がある

☑ 患者・家族の臓器提供の意思が明確になったら，合意のもとに臓器保護を目的とした全身管理を開始する。

☑ 臓器保護の観点から，循環管理においては末梢循環障害を抑制すべく補液を優先し，昇圧薬の使用は最小限とする。

☑ 抗菌薬などの薬剤選択の際には，腎毒性のあるものは避けるほうが望ましい。

☑ 角膜提供の希望がある場合，眼表層の乾燥を防ぐため目パッチや眼軟膏の使用を考慮する。

☑ 温阻血時間（心停止から腎灌流までの時間）を短くすることで，腎機能障害のリスクを軽減できる。

☑ 家族の承諾があれば，温阻血時間の短縮を目的に腎灌流用カテーテルの留置が可能である。

▶▶ 腎灌流用カテーテルを留置した場合，留置側の下肢の血流が悪化するため，そのケアが必要である。

3 心停止後臓器提供では，終末期における倫理的対応が重要である

☑ 「終末期医療」の名のもとに，臓器確保目的の治療打ち切りがあってはならない。

☑ 多職種チームが介入して終末期の判断を行うことが肝要である。

☑ 患者が終末期であり，患者にとって最善と判断した場合には，人工呼吸器の調節や中止，点滴の減量や中止も可能である。これらの判断には家族，医療チーム，倫理委員会などの参加が必要である。

☑ 十分な話し合いを行い，その記録を残しておく必要がある。

☑ 腎灌流用カテーテルの留置に関しても同時に方針を決定する。

☑ 心停止後臓器提供に関する承諾書の一例を p.79〜81 に示す。

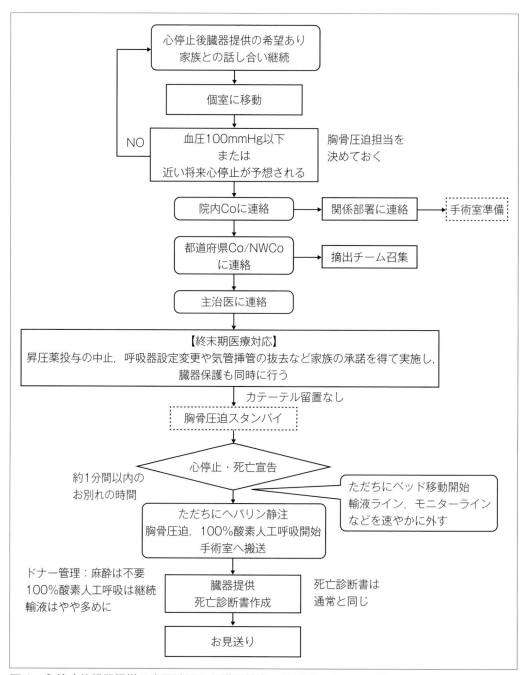

**図1 心停止後臓器提供の意思確認から臓器摘出，お見送りまでの一例
（カテーテル留置の希望がない場合）**

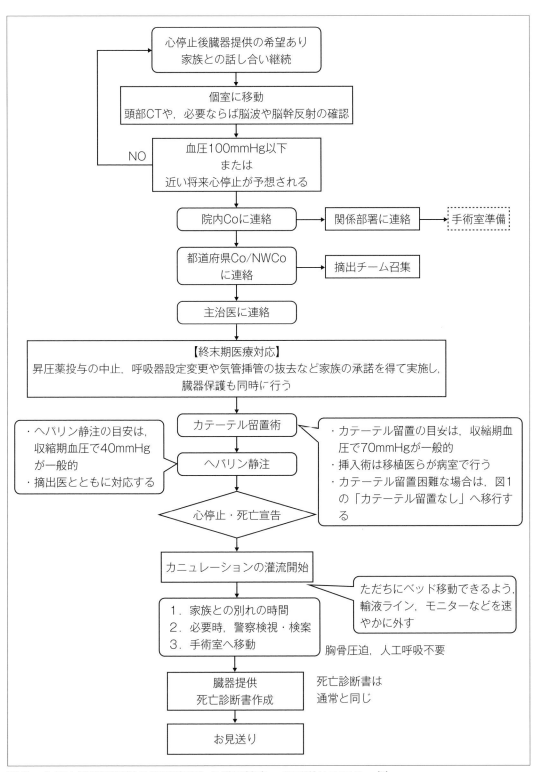

図2 心停止後臓器提供の意思確認から臓器摘出，お見送りまでの一例
　　（カテーテル留置の承諾がある場合）

心停止後臓器提供における倫理的問題について

　終末期対応として，患者が脳死であれば回復できないのは明らかである。しかし，脳死ではないが近い将来心停止を迎えるであろう数多くの患者にも，われわれは対応することになる。

　日本救急医学会などによる『救急・集中治療における終末期医療に関するガイドライン』でも，終末期にはさまざまな状況があり，医療チームが慎重かつ客観的に判断を行った結果としての近い将来の死亡について言及されている。そのうえで，患者が死を免れない終末期については，医師個人の判断ではなく多職種チームでの判断が求められている。一方で法曹界からは，終末期の判断は，多職種で行うというプロセスがとられているならば，法が介入する問題ではないとされている。

　そのような終末期対応の一つとして，救命のための最善の治療を行っても残念ながら患者の回復が難しく，死は免れない状況において，脳死でない場合にも心停止後の臓器提供が可能である。しかし，実際の心停止後は，血圧低下やそれに伴う尿量減少により無尿の状態が続くと，臓器の提供ができなくなる可能性もある。そのため，心停止後臓器提供によって臓器を永存させたい，あるいは人の役に立ちたい，という患者・家族の希望がある場合には，少しでも患者の命を延命すべきなのか，それとも臓器提供したいという意思を尊重して治療を中断すべきなのか，といった多くの倫理的な対応が，脳死下臓器提供にも増して求められることとなり，葛藤が起こる場面も少なくない。

　例えば，臓器提供を見据えた選択肢の一つとして，"controlled donation after cardio-circulatory death（DCD）"がある。人工呼吸の中断や昇圧薬投与の中止などにより管理下に心停止を迎え，その後に臓器提供を行うことである。臓器血流が保たれた状態から短時間で心停止に至り，臓器摘出が可能となるため，臓器保護の観点からはよい方法といえる。このような選択肢をとることは，臓器提供をしたい，誰かの役に立ちたい，という患者の意思を生かすことにつながるであろう。

　このような例も含めて，医療チームと患者・家族がそれぞれに，終末期におけるさまざま選択肢において，例えば，治療を継続した場合にはどのような状態になるのか，人工呼吸やカテコラミン投与を中止した場合にはどのようなことが起こるのか，その正確な情報を十分に理解して，納得しておく必要がある。そのうえで，患者にとっての最善をともに考えていくことが必要であろう。

<u>心停止後臓器提供に伴う
医療処置（蘇生処置を含む）に対する説明書</u>

1. 臓器提供ができなくなる場合

　心停止後臓器提供では腎臓，膵臓，角膜（眼球）の提供が可能ですが，提供に伴う課題は下記①〜③の項目です。

　①腎臓提供に関しては，とくに無尿期間が12時間を超えること，また，心臓が止まってから摘出までの時間が30分を超えると移植後機能停止または機能低下が起こるため提供できない場合があること。

　②膵臓提供に関しては，心停止までの血圧低下がないことなどの厳しい条件をクリアしないと提供できない場合があること。

　③角膜提供に関しては，死後24時間以内での摘出が可能ですが，角膜の状況において（角膜表面の損傷や混濁など）は提供できない場合があること。

2. 終末期における対応と心停止後臓器提供への術前処置内容について

　患者・家族の臓器提供への希望を尊重するためには，臓器血流が低下する時間を極力避ける必要があります。そのため，人工呼吸器の条件調整や昇圧薬をはじめとした点滴の中止を行うことがあります。そのためには，医療スタッフと患者・家族の間で治療の選択について情報を共有し，一緒に選択していく必要がありますので，次ページからのチェックシートを活用してください。

1）患者による事前指示について

□意思表明あり（内容：＿＿＿＿＿＿＿＿＿＿＿＿＿＿＿＿＿＿＿＿）

□意思表明なし

代理判断者　：＿＿＿＿＿＿＿＿＿（続柄：＿＿＿＿＿＿）

同席した家族：＿＿＿＿＿＿＿＿＿，＿＿＿＿＿＿＿＿＿

確認・変更（確認）した日：＿＿＿＿＿＿＿＿＿＿＿

2）終末期対応としての人工呼吸器の取り扱いについて

□設定調節をする　　□調節はしない

□離脱を実施する　　□離脱はしない

3）終末期対応としての気管挿管の取り扱いについて

□挿管チューブを抜去する　　□挿管チューブの抜去はしない

4）終末期対応としての水分管理について（臓器保護と管理に対して）

□設定調節をする　　□調節はしない

5）終末期対応としての全身管理について（臓器保護を含めて）

□昇圧薬などで調節する　　　　□昇圧薬などで調節はしない

□血液製剤を使用する　　　　　□血液製剤は使用しない

□感染症対策に抗菌薬を使用する　□抗菌薬は使用しない

6）摘出術前における急変時の心肺蘇生術について

□すべての心肺蘇生術を実施する

例えば，侵襲的医療も含む医療処置に加えて，医療機器を用いた気道確保（気管挿管を含む），人工呼吸器，除細動などを実施する

□上記の心肺蘇生術を実施しない

7) 苦痛緩和と心臓モニタリングなどの非侵襲的医療処置について

□疼痛や不快な症状などを軽減するための投薬・体位変換・創傷処置などは継続実施する。症状
を軽減するための酸素投与・吸引・用手気道確保が必要であれば実施する

□上記の処置を実施しない

8) 臓器保護のための前処置（腎灌流用カテーテル留置とヘパリン投与）

□すべての前処置について医療チームの判断にて実施する

□いずれも実施しない

【患者（代理判断者）記入欄】

上記，心停止後臓器提供前の処置について理解いたしました。

患者名：＿＿＿＿＿＿＿＿＿＿＿＿＿＿＿＿＿＿＿＿

サイン：＿＿＿＿＿＿＿＿＿＿＿＿＿＿＿＿＿　印　（代理判断者）

日　付：＿＿＿＿＿＿年＿＿＿月＿＿＿日

【同席者記入欄】

説明者：＿＿＿＿＿＿＿＿＿＿＿＿＿＿＿＿＿（所属：　　　　　　　　　）

同席者：＿＿＿＿＿＿＿＿＿＿＿＿＿＿＿＿＿（所属：　　　　　　　　　）

日　付：＿＿＿＿＿＿年＿＿＿月＿＿＿日

<u>方針の変更はいつでも可能です。ご不明な点は医療スタッフにお尋ねください。</u>

《製作スタッフ》
カバー・表紙デザイン　上向由里絵（株式会社へるす出版）
漫画・イラスト制作　　佐田みそ

JCOPY 〈（社）出版者著作権管理機構 委託出版物〉

　本書の無断複写は著作権法上での例外を除き禁じられています。
複写される場合は，そのつど事前に，下記の許諾を得てください。
（社）出版者著作権管理機構
TEL. 03-5244-5088　FAX. 03-5244-5089　e-mail：info@jcopy.or.jp

臓器提供ハンドブック
終末期から臓器の提供まで

定価（本体価格 2,600 円＋税）

2019 年 10 月 1 日　第 1 版第 1 刷発行
2019 年 12 月 16 日　第 1 版第 2 刷発行
2021 年 4 月 12 日　第 1 版第 3 刷発行

監　修	厚生労働科学研究費補助金 難治性疾患等政策研究事業 （免疫アレルギー疾患等政策研究事業（移植医療基盤整備研究分野）） 「脳死下・心停止下における臓器・組織提供ドナー家族における 満足度の向上及び効率的な提供体制構築に資する研究」研究班
発行者	佐藤　枢
発行所	株式会社　へるす出版 〒164-0001　東京都中野区中野 2-2-3 ☎（03）3384-8035〈販売〉 　（03）3384-8155〈編集〉 振替 00180-7-175971 http://www.herusu-shuppan.co.jp
印刷所	三報社印刷株式会社

© 2019 Printed in Japan　　　　　　　　　　　　　　　〈検印省略〉
落丁本，乱丁本はお取り替えいたします。
ISBN 978-4-89269-985-6